Nunca volveremos a ser las mismas

Brenda Lewis

Nunca volveremos a ser las mismas

ESPASA

Espasa, sello editorial de Editorial Planeta, S.A.
Avda. Diagonal, 662-664
08034 Barcelona

Primera edición: febrero de 2024

Preimpresión: MT Color & Diseño, S. L.

Depósito legal: B. 499-2024
ISBN: 978-84-670-7166-5

Espasa, en su deseo de mejorar sus publicaciones, agradecerá cualquier sugerencia que los lectores hagan al departamento editorial por correo electrónico: sugerencias@espasa.es

www.espasa.com
www.planetadelibros.com

Impresión: Unigraf, S. L.
Impreso en España-Printed in Spain

PEFC Certificado
Este libro procede de bosques gestionados de forma sostenible
PEFC
PEFC/14-38-00305
www.pefc.es

Para mamá, por habernos enseñado que la bondad y la risa son necesarias compañeras de vida.

Confundí ser mujer con ser una heroína.
Cuando me di cuenta de mi error, empezó
lo mejor.

SHIN TAO-ZSÉ (1908-2010)

A todas las unidades

Hoy es mi cumpleaños. Atrás quedan los cuarenta y nueve y aterrizo como un obús en los cincuenta tras dos meses de sorpresas, desarreglos, un viaje en compañía de quien menos podía esperar y toda una panoplia de cambios, mentiras al descubierto, risas desatadas y amigas en modo «vamos a fundirnos la paciencia y la existencia de Maica, porque para lo que le queda...» que me tienen loca y exhausta. Ahora mismo, estas últimas ocho semanas me pesan como si hubiera corrido una maratón, pero sé que no puedo bajar aún la guardia porque algo me dice que la tormenta final está por llegar.

Maica soy yo: a punto de entrar en la segunda mitad de mi atribulada existencia, soy esa que sacaría un suspenso —un «muy deficiente» de los de mi época— en lo de ser una mujer diez. O sea, no me he portado demasiado bien, no he comido sano, no he mantenido una sororidad saludable, hace tiempo que no oxigeno como es debido y más tiempo aún desde esa época dorada —y breve— en que conseguí tener un orgasmo de 6,7 en la escala Richter cada 4,3 días.

Cincuenta años. Yo, que todavía vivo convencida de que lo tengo todo por hacer y de que el futuro es algo como lo de *Star Wars*: una galaxia muy, muy lejana. En esta terraza sobre el mar desde la que os escribo, con la mitad del flan en el plato, mientras mi hermana menor hace lo que tenga que hacer en el baño, acabo de caer en la cuenta de que haber llegado hasta aquí guerrera y entera es una bendición y también un milagro, no solo por lo que ya tiene de milagroso la vida en sí, sino por toda la intensidad emocional que me ha tocado vivir en estos últimos tiempos.

En fin, intensidad es poco.

Hoy, justo hoy, he visto caer en mi terraza una cascada de octavillas lanzadas desde un dron invisible con las que alguien, desde ahí arriba, se ha propuesto recordarme todo lo que está a punto de caducar en mi feliz vida de precincuentañera. Y cuando digo «todo», digo todo: yo mujer, yo madre, yo hija, yo divorciada, yo emancipada, yo sin un hombre... en resumen: yo y toda yo.

«O sea, que ya has entrado en la famosa crisis», me ha dicho mi hermana durante el segundo plato —ella, que de vida y de crisis le ha tocado saber más bien poco— después de preguntarme que cómo llevo lo de los cincuenta.

No he sabido qué responder, la verdad. Sobre todo porque, como ella es como es, ha querido arreglarlo con uno de sus típicos toques de no-ingenio que ha sonado así: «Aunque qué tontería, si tú siempre has sido un poco la doña crisis de la familia, ¿no?».

He cruzado los dedos para que se quedara encerrada en el baño y, a juzgar por lo que tarda, quizá resulta que ahora que soy doña crisis y resulta que tengo poderes y manejo a distancia y a mi antojo los pestillos de los baños de los restaurantes, velando por la salud mental de la humanidad.

Lo que quiero decir, y ya hablando en serio, es que estoy metida en un buen lío gracias a mamá, a mi hija, a la canguro de mi hija, a unas vacaciones, a un médico, a tía Silvia, a una perra —que no es tía Silvia— y a varios componentes más, que desde que decidieron que mi vida necesitaba una última oportunidad de retomar el rumbo, se han puesto manos a la obra, dispuestas, como una jauría de galgas tras una falsa liebre, a darme armas y remedios que me salven a tiempo de mí misma.

Y quiero contaros cómo la liebre ha lidiado con las galgas para sobrevivir.

La liebre soy yo, claro.

Las galgas son ellas, claro.

Y esto que vais a leer es la crónica de un amor, de unos amores y de otros muchos amores, que en el fondo son el mismo.

Somos todas.

Bienvenidas, queridas.

Primera parte

¿Crisis? ¿Qué crisis?

Rossi

Tropecé con Rossi en una emisora de radio. Ella era una conocida colaboradora habitual del programa y yo, una entrevistada a la que el director había llamado para que comentara desde mi visión de abogada una novedad en la legislación sobre nuevas propuestas de igualdad, violencia de género, incumplimientos de acuerdos abusivos, etc. No me gustó. Rossi, quiero decir. Aunque también es cierto que esa tarde —y estamos hablando de hace más de diez años— le habría escupido en el café al mismísimo George Clooney. Quién iba a decirme entonces que Rossi terminaría convirtiéndose en mi mejor amiga, sobre todo teniendo en cuenta que ella es todo lo que no combina bien conmigo. Aunque nos llevamos siete años —Rossi cumplió cuarenta y tres en mayo y a mí me tocan los cincuenta en nada—, no aparenta más de treinta y cinco: pelo rojo y rizado, ojos verdes, buena piel, pecas donde deben estar y sonrisas a tutiplén. De todas las mujeres que me rodean —y como abogada matrimonialista que soy, doy fe de que no son pocas—, ella es la que mejor sonríe. Es por la televisión, o lo era al menos en aquel entonces. Ahora sería más acertado decir «por la cámara». Tiene todas esas armas que una mujer de su perfil necesita para ser actualidad: un canal de

YouTube con no sé cuántas ks o gs o hs de visitas semanales y todo tipo de cuentas en Instagram, TikTok y lo que sigue, incluido un pódcast llamado «¿En serio, Rossi?» al que invita a gente con otros tantos miles de ks de quienes jamás he oído hablar. Vive acostumbrada a que la miren y a que la escuchen, y también a dar consejos. «RossiPi» —«Rossi por lo de pelirroja y Pi por lo de hasta el infinito y más allá», me contó ese primer día, esperando de mí una reacción que no llegó—, ese es el nombre con el que cohabita con el mundo. Inteligencia emocional, píldoras de sabiduría de toda la vida y esas mandangas que divulga con su sonrisa llena de brillos como si repartiera biblias gratis. Esa es Rossi, aunque no solamente, porque Rossi son dos en una. Por un lado, está la que sonríe, la que funciona con la arroba delante, cómoda en la celebridad. Luego está la otra, la que vive debajo. A esa no la conoce su público.

Lo perdería.

Lo sabe ella y lo sé yo.

Pero es que eso es la amistad: saber y callar.

***

—Maica, si quieres que las cosas cambien, tienes que poner un poco de tu parte. Y, sobre todo, ser más tolerante, por favor te lo pido —ha insistido cuando ha oído mi respuesta, la misma que llevo dándole cada vez que vuelve a darme la turra con el tema. Ella ni ha parpadeado: móvil en mano y esa expresión de infinita compasión que tan bien le conozco y que se traduce en: «Sí, ya lo sé, pero este es distinto, tesoro». En la pantalla de su teléfono, un tipo que se hace llamar Adolfo, vestido con una camisa de flores remangada y pelo engominado, suelta una lista infinita de estupideces sobre el paraíso de macho alfa sevillano que está dispuesto a ofrecer a una mujer «de verdad» y «con valores».

«Tolerante», dice Rossi.

Y me lo dice a mí, que todos los días veo pasar por mi bufete a decenas de hombres y mujeres que no solo han perdido el respeto por sus respectivos ex y lo que se prometieron mutuamente en su día, sino que además trampean con sus hijos como si fueran equipaje de verano y se extorsionan, se mienten y se traicionan hasta límites que nadie es capaz de sospechar.

No, solo Rossi es capaz de llamar intolerante a una abogada que con casi treinta años de trabajo a la espalda no ha intentado clavarle un abrecartas en el ojo a ninguno de los maridos de sus clientas. Ni a sus abogados. Ni a ellas.

Todavía.

He preferido mantener la calma y también el tono.

—No, Rossi, déjanos en paz a Tinder y a mí —ha sido mi respuesta, apartando su móvil a un lado. Y dale con el maldito Tinder también ella. Como si esto que yo tengo, que yo creo que es vejez anticipada y poco más, se solucionara con jugártela en esa ruleta horrible en la que una escoge pareja por catálogo como se hacía con las antiguas agencias matrimoniales, o como se escoge un vino por el nombre y la etiqueta, sobre todo sabiendo como yo sé lo que viene a continuación—. Tinder es como el número de la ONCE, Rossi: la desilusión de todos los días. Y eso, perdona que te diga, no tiene nada que ver con la intolerancia —he casi terminado—. Y ya que estamos, te diré algo más: es muy machista y barato pensar que cuando una mujer tiene lo que yo, que no sé exactamente lo que es, porque son varias cosas a la vez, la solución es pillar a un hombre. Horrible. Vivimos en el pleistoceno y es culpa nuestra. Toda.

—Tinder está bien, y lo sabes —ha insistido ella, sin inmutarse, acercándose el móvil a la cara y echando un vistazo rápido a la cascada de mensajes que acababa de recibir—. Y tú estás mal, y las dos lo sabemos. O sea, la ley de la relatividad, la combinación perfecta, el yin y el yang, Cleopatra y Marco Polo.

Marco Polo. Ya.

Me ha tocado inspirar hondo. Hay un 99,9 por ciento de posibilidades de que Rossi ni siquiera conozca el enunciado de la ley de la relatividad y mucho menos que sepa a quién se le ocurrió. En situaciones así, a veces me imagino cogiéndole el maldito teléfono con sus malditos mensajes y sumergiéndolo en el vaso lleno de la porquería esa que toma con sabor a rueda antes de hacérselo tragar.

Kombucha, así se llama la porquería, justo ahora me acabo de acordar.

—Te pasas mil horas al día en el despacho rodeada de mujeres desesperadas que, perdona que te diga, no son un derroche de energía positiva que digamos —ha dicho sin mirarme—. Y eso termina afectando a cualquiera. Se contagia. Mala energía llama a mala energía. No hay más que coger dos imanes y ver lo que pasa. ¿Qué pasa? Pues eso, ahí lo tienes. —«Dios mío —he pensado—, cómo será ese pódcast con Rossi entrevistando a esa gente que pilla por ahí»—. Si estás en crisis, o consigues que tu vida cambie o cambias de vida, no hay más —ha concluido con cara de quien acaba de decir la única verdad que a Buda no le dio tiempo a compartir.

Ni siquiera me he reído.

—No tienes nada en esa cabeza, Rossi —le he soltado, dándole un trago a mi cerveza 0,0—. Pero te perdono, porque lo sé desde el primer día, y como no hice nada en su momento, no tengo derecho a quejarme.

Además de vernos cuando nuestras agendas nos lo permiten, las dos coincidimos todos los martes en clase de danza del vientre. Lo de la danza del vientre es una reliquia, lo sé, bien que se encarga mi hija de recordármelo cada vez que me pilla en el vestidor preparándome la bolsa los lunes antes de acostarme. La clase de ventresca —así la llama mi niña—, el único remanente de la vieja escuela que sobrevive en el gimnasio, un centro femenino de ocho plantas de cuyas instalaciones Rossi y yo disfrutamos sin pagar un solo euro, gracias a los quinientos cincuenta mil seguidores que @RossiPi —es decir, ella— acumula en una de sus cuentas y a que su pódcast, que enlaza también con su canal de YouTube, promociona sin ningún disimulo las maravillas de los productos y ofertas del club.

—Zumba, *crossfit*, *poledance* o... hummm, danza del vientre también podría ser —nos ofreció en su día Diana G., la encargada mulata de actividades que nos miraba como la misma serpiente Kaa habría mirado a dos ratonas no comestibles y en cuya tarjeta dorada de identificación ponía *Low Intensity 1. Vip Senior Groups.*

Decidí yo. Fue danza del vientre por descarte natural —¿Qué porquería era ésa de *poledance*?—, aunque tuvimos que esperar dos semanas para que se apuntara alguien más al grupo, porque el mínimo de almas benditas inscritas para que aquello echara a rodar era de cuatro alumnas. Sin embargo, ahí estaba Rossi dispuesta a mover sus hilos. Al poco aparecieron dos interesadas más. Una de ellas, que por su edad debía de ser la madre de la última preboomer viva de su generación, tardó dos sesiones en no volver.

En clase, Rossi mueve la cintura como si despejara pelotas de pimpón con esas caderas de adolescente que tiene mientras Virgin, la profesora, no para de gritar: «¡Como Shakiras, niñas! ¡Como Shakiras!», y todas —solo quedamos nosotras y una islandesa de cintura de edad indefinida y mirada ausente por cuya boca no ha salido jamás sonido humano alguno— cerramos los ojos y no nos imaginamos a Shakira, sino a Piqué en plena despedida de soltero... y, por supuesto, sin la llorona del reguetón colgada del brazo.

«Niñas», nos llama Virgin. Bendita sea.

Después de clase, Rossi y yo nos tomamos algo *light* en la terraza cubierta del gimnasio que da a la calle, ya duchadas y descuajeringadas. Mientras esperamos a que nos sirvan, ella aprovecha para dar de comer a las redes con una de sus fotos de chica saludable, enseñando a cámara el brebaje ese hediondo y acompañando lo que sea que publica con alguna frase tipo: «El ejercicio nos da la vida, y la piel, que tiene memoria, es un alma agradecida», que encima tiene la desfachatez de hacer rimar.

—Haz una lista de cómo te ves, cielo —me ha dicho hace un rato en el vestuario, jugando a hacerse conmigo la psicóloga repartidora de biblias. Estaba apoyada en las baldosas violetas de la pared de la sauna, probando la luz para ver si se sacaba alguna foto que pudiera valerle—. Así, a bote pronto. Una lista pequeña. A ver qué se te ocurre.

Todo ha empezado porque después de clase he tenido un momento de esos que desde hace unos meses me dan cada vez más a menudo, en los que me sorprendo mirándome en el espejo y lo que veo es una Maica igual a mí, pero con un cincuenta enorme clavado en la cocorota como un par de velas de esas de pastel congelado, y empiezo a preguntarme cosas, cosas que no hacen bien porque no tienen final feliz, pero que no puedo evitar porque el espejo me las plantifica ahí delante, diciéndome: «Hola, Maica, soy el fantasma de tus errores pasados, presentes y futuros y vengo a decirte que ya casi has consumido media vida y mírate. ¿Qué ves? ¿Ah, sí? ¿Eso ves? ¿Y no te gusta? Pues espera a que te enseñe lo que no ves, así que mueve el culo y HAZ ALGO para que cuando vuelva a visitarte la próxima vez no vayas a encontrarte en el espejo a la hermana barbuda del Grinch».

Muy mala cara debe de haberme visto Rossi para haber dejado de lado su móvil y preguntarme por mí.

He intentado explicarme, resumiéndoselo un poco como seguramente lo habría encontrado escrito en el Rincón del Vago, pero no me ha dejado terminar.

—Tonterías, cielo —ha dicho—. Todo el mundo sabe que los cincuenta de ahora son los nuevos treinta y ocho.

La he mirado en el espejo, preguntándome cómo habrá llegado ella a ese cálculo tan preciso. «¿Por qué treinta y ocho?», he estado a punto de preguntar.

—Venga, inténtalo. Ya verás —ha insistido con su sonrisa de «*coach online*»—. A ver con qué nos sorprende esa lista.

No pretendía hacerle caso, pero el inconsciente, incluso el de las abogadas racionales y peleadoras como es una, va y viene por su cuenta, suelto como un perro hambriento entre los contenedores de basura de un McDonald's.

Mi lista mental ha sonado en mi cabeza más o menos así: «Abogada, divorciada, un exmarido que es un catálogo de carencias, todas ellas repetidas en el noventa y nueve por ciento de los hombres que pueblan la Tierra, cincuenta años en breve, madre sola e hija de una madre también divorciada que dice que no quiere morirse sin haberse tirado en paracaídas y una hermana con el cerebro de un mosquito y merecedora de un castigo corporal cada ocho horas», me he oído pensar mientras me secaba el pelo con la toalla.

—Estoy vieja, Rossi —me he limitado a responder—. Y dentro de dos meses, más. No me presiones. Así de simple y así de... de poco tolerante.

También he querido decirle que le agradecería que dejara de hacerse fotos mientras mi inconsciente le hablaba de cosas serias, pero enseguida he caído en la cuenta de que no me habría entendido.

Rossi es mi relación consentida más antigua y sobre todo es una buena amiga, vaya eso por delante, pero lo es porque la conozco bien y sé de lo que hablo cuando hablo de ella. A veces —a menudo— la estrangularía, pero tiene un corazón de oro y hay que tomarla como es, con sus rollos de inteligencia emocional, su vocecilla de experta en nada, los baños de bosque urbano y el dineral que se embolsa en televisión y en las redes por promocionar porquería y media y dar consejos manidos a mujeres, desesperados y viceversa sobre cómo sobrellevar las inmundicias que ven y oyen en otros programas y vete tú a saber dónde más. El día en que nos conocimos, esa tarde de entrevista en la emisora, coincidimos luego en el ascensor al salir del estudio. Ya en la calle, me preguntó si me apetecía tomar un café.

—Quería hacerte una consulta profesional, si no es mucha molestia —dijo. Quise responder que no, pero cuando me di cuenta estaba sentada con ella a una mesa de la cafetería que había en aquel tiempo junto a la emisora, yo con un café, ella con un té verde y una magdalena sin azúcar.

Una hora más tarde, su pregunta no había llegado. En su lugar —conociéndola, eso ahora jamás sucedería— había aparecido un chorro de maldiciones, confesiones, verdades, heridas y cicatrices recientes —un marido traidor, cuernos recién descubiertos, divorcio a la vista, una madre descontrolada y con unas ganas irrefrenables de libertad, las obras del despacho nuevo que se alargaban porque el contratista me tomaba por idiota (por mujer)— que mi propia voz fue desparramando sobre la mesa como una impresora 3D de venenos cotidianos y sin freno después de que ella, recién sentada y taza de té en mano, preguntara, queriendo romper el hielo:

—Perdona la confianza, pero parecías un poco tensa en la emisora. ¿Estás bien?

Como un dragón. Así me recuerdo durante esa primera hora con ella. Rossi había hecho la pregunta adecuada en el peor momento de mi semana y, con la taza intacta todavía en la mano, me miraba sin parpadear, abrumada por la furia sin fronteras del demonio de Tasmania que tenía sentado delante.

—Si me permites un consejo, Maica, tienes que dejar de estar tan enfadada con el mundo, cielo —me dijo con esa sonrisa azucarada de quien sabe escuchar porque no procesa ni una palabra de lo que oye, en un exceso de confianza que enseguida le perdoné porque entendí que estaba acostumbrada a que quienes la rodeaban recibieran sus palabras como si les hubiera tocado la lotería.

La miré, avergonzada y arrepentida de haberme vaciado así delante de una desconocida que encima ponía a mi vergonzosa escena un colofón como aquel. Me habría retorcido el pescuezo. A mí y también a ella. En vez de eso, me terminé el café de un trago y le dije:

—No estoy enfadada con el mundo, Rossi. Estoy enfadada con el cretino de mi exmarido piloto por haber confiado en él y haber dejado que me convenciera para que adoptáramos a mi hija, cuando en el fondo tenía ya un pie y medio fuera de casa y dos pies dentro del apartamento de la azafata holandesa a la que se tiraba en nuestra propia cama mientras yo creía que acabábamos de formar eso que él llamaba «una familia».

Rossi parpadeó y tragó saliva.

—¿Quieres que hablemos un poco más? —preguntó, poniéndome la mano en el brazo, con una mirada de paciencia ajustada a las cámaras y a los focos de un plató.

—No —respondí—. Lo que quiero es que me recomiendes a una buena canguro que hable español y a un par de rumanos para que le desmiembren las manos a mi ex y no pueda volver a fornicar a doce mil pies de altitud. Y, mira, ya que estamos, de paso que le arranquen las uñas horrendas esas a la holandesa que me ha estado ensuciando las sábanas durante este último año.

* * *

No volví a ver a Rossi hasta pasadas unas semanas de esa tarde de café y consejos. Cuando nos despedimos, supuse que nunca más sabría de ella después de la que le había volcado encima, sobre todo porque ni siquiera le había dado la oportunidad de hacerme la consulta que nos había llevado a la cafetería.

Me equivoqué. Al cabo de un par de días empecé a recibir los mails que ella mandaba ya en aquel entonces con sus cursos y con las bobadas sobre constelaciones, talleres de dramatización y «vive hoy como si el mañana fuera una nube de gominolas», y que ya no me envía porque sabe que van directos a la bandeja de *spam*. Dos semanas más tarde recibí uno personal en el que me anunciaba que había encontrado a la canguro de marras.

La llamé.

—¿Y los rumanos? —aproveché para preguntar—. ¿Me has encontrado al par de rumanos?

Suspiró al otro lado de la línea.

—La chica es un encanto —dijo—. Se llama Sarah. Con hache. Te gustará.

—¿Sarah-con-hache? —pregunté—. ¿Se puede saber qué nombre es ese? ¿Habla español?

(De la entrevista con Sarah hablaré más adelante. Y sí, hablaba —y todavía habla— un español perfecto. Antes, termino con lo de Rossi).

Esa misma semana, Rossi me llamó hecha un mar de lágrimas. Casi no podía hablar. Le habían encontrado un bulto en el pecho, dijo cuando por fin recuperó la voz. Aunque no me llamaba por eso. O sea, no pero también. Resultó que lloraba de alivio, porque acababa de saber que el bulto era benigno, y también de horror, porque el que resultó no benigno era su chico, un tipo quince años mayor que ella que además de ser su representante/gestor/amigo/padre y maltratador psicológico de libro —eso lo sabría después—, acababa de dejarla con una mano delante y otra detrás, literalmente.

—Estoy en mi estudio —dijo, volviendo a las lágrimas— y no hay nada.

—¿Nada? ¿Cómo que nada?

—Ni los enchufes. Cuando he abierto la puerta he creído que me había equivocado de local.

En ese momento no me pregunté por qué de entre toda la gente que debía de tener a su alrededor me había elegido a mí para compartir algo así. Obviamente, necesitaba una abogada, y actué como suelo hacerlo siempre que la desgracia llama a la puerta: puse la maquinaria en marcha y la acompañé durante los dos años que duró la guerra contra aquel perro de presa.

(Quiero aclarar que ganamos. Y también que, a pesar de eso, ese cuervo sigue por ahí suelto, haciendo de las suyas con perfiles parecidos al de Rossi. Pero no te relajes, querido J., te sigo la pista y llevo unas tijeras en el bolso).

No me costó entender, a partir de mi relación laboral y personal con Rossi, que si me había llamado a mí, era porque en realidad solo tenía vida pública. Mucho ruido fuera y poco calor dentro. Esa era y sigue siendo Rossi. Su mundo privado era ya entonces un desierto que mantenía siempre oculto, incluso de sí misma. No me importó.

A partir de ese día, entre otros cientos de cosas, todos los años vamos juntas a nuestras revisiones. Ella comparte ahora a mi ginecóloga. Cuando se acerca el día, me envía un wasap, aunque hayamos hablado por teléfono o nos hayamos visto horas antes, en el que simplemente escribe: «Martes, día x, hora tal». Yo sé de lo que me habla y sé también la angustia que siente, porque si hay alguien que intenta no pisar un hospital y que espera hasta el último minuto para llamar a un médico cuando se encuentra mal, esa soy yo, aunque desde que me convertí en madre he tenido que aprender a controlarme, porque con las niñas no hay elección. Mi respuesta, cuando recibo su wasap, es siempre la misma: «Al salir, el Club de las Tetas Sanas comemos en un japo y nos ponemos moradas de *mochis* de fresa, ¿ok?».

Ella me manda un *smiley* amarillo y un girasol.

Esa es mi Rossi.

Un encuentro poco afortunado

Hipocondríaca, sí. Lo digo ahora para que quede claro desde ya y nadie crea que no lo sé. Lo sé y lo sufro. Quienes estáis ahí fuera y compartís esta... aflicción, me entenderéis. Somos legión y padecemos como demonias. Mamá y mi hermana Regina pertenecen a la parte que no lo entiende. Dicen que soy una enferma imaginaria y suspiran disimuladamente —o no— cada vez que las llamo con algún achaque y les cuento con la voz asfixiada por la angustia que veo la muerte rondándome por las esquinas. «Ya estás con tus chaladuras otra vez», me suelta alguna de las dos cuando me preguntan y les cuento mi último mal. Y yo voy y se lo cuento, claro. Como una idiota. El diagnóstico de mamá es siempre el mismo: «Será el tiempo, hija. Yo tengo un dolor de espalda...». Por su parte, Regina, cuando contesta, se limita a deslizar en la conversación un somero «Ay, cielo, qué pena», y sigue a lo suyo, prendada de su micromundo de familia perfecta con sombra de continua separación al fondo. Pero es que desde que tengo uso de razón he pasado por el quirófano casi tantas veces como la Agrado de *Todo sobre mi madre:* los dos oídos (calcificación de un hueso del oído medio), amígdalas, una rodilla y la cadera (esquiando), una fístula, ligadura de trompas, un aborto en Londres en el pleistoceno y una variz en la pierna derecha (como una autopista de tres carriles). Rossi dice que lo somatizo todo y que vivo demasiado tensa, que debería plantearme en serio lo de la meditación o tomar flores de Bach como hace ella, aunque a mí lo de ir con el gotero encima y mojarme la lengua con el maldito Rescate cada vez que se te hincha la vena no me convence. En fin, que la cuestión es que sí, que tengo la sensación de estar siempre de médico en médico como una tarada, y que el día que la chica del mostrador de urgencias de la clínica me saludó por mi nombre al verme entrar por la puerta entendí que quizá se me va un poco la mano con mi obsesión por las batas blancas y que puede que una parte de ese miedo sea chifladura.

Una parte, he dicho.

Pero ¿y lo que yo sufro?

Anoche me costó un mundo dormirme porque no paraba de darle vueltas a las mil cosas que me asedian últimamente: dos casos en el despacho que no tienen muy buen pronóstico; mi niña, que se me va un mes de viaje a Inglaterra, y una larga lista de nubarrones que llevaría demasiado tiempo enumerar. Después de una hora y media croqueteando en la cama y de atizarme un Trankimazin y un par de valerianas, me quedé dormida abrazada a la almohada y esta mañana me he levantado mal. En cuanto ha sonado el despertador y he abierto el ojo, me he dado cuenta de que algo estaba torcido. He apartado de un empujón la almohada para apagar la alarma y cuando he puesto los pies en el suelo, he notado la sien derecha dolorida y he tenido que agarrarme al cabezal porque he sufrido un vértigo de tales dimensiones que la lámpara que tengo sobre la cama se ha convertido de pronto en una especie de dragón de Komodo que colgaba del techo de la habitación como un Gremlin gigante. He intentado calmarme y he estudiado la situación al tiempo que sacaba mi Moleskine del cajón de la mesilla y, acordándome de los consejos que Rossi dio en uno de sus últimos programas sobre «cómo preparar inteligentemente una visita al médico», he apuntado los síntomas a la carrera:

1. Dolor en el cuello.
2. Vértigo.
3. Náuseas.
4. Rigidez en la zona del omoplato.
5. Dolor de oído (el derecho).
6. Visión borrosa en un ojo (el derecho).
7. Dolor de cabeza (en un solo lado —el derecho— y progresando no adecuadamente).

Cuando he terminado de escribir y he leído la lista, he tenido que añadir:

8. Taquicardia.
9. Sudoraciones varias.

Luego, entre las palpitaciones y los vértigos, me he vestido lo más deprisa que he podido y me he echado a las calles sin desayunar, intentando mantener el equilibrio hasta que he parado un taxi y en diez minutos entraba por la puerta de urgencias. Gracias a Dios, detrás del mostrador estaba mi amiga comosellame, que, al verme llegar caminando inclinada hacia un lado, ha entendido que algo no iba bien. En cuanto me he apoyado en el mostrador, le he plantificado la Moleskine encima de su cuaderno y, mientras ella leía mis notas, le he dicho con una voz supuestamente contenida:

—Necesito un neurocirujano, cielo. —Al ver la cara de póquer de su compañera de mostrador, que en ese momento se metía en la boca un trozo de bocadillo de jamón de un país que no era este, he intentado quitarle un poco de hierro a mi entrada y he bromeado, creo que sin demasiado éxito—: O quizá mejor vete llamando a un sacerdote.

Maricarmen Ortega, que así se llama mi ángel de recepción —lo pone en la plaquita que lleva prendida en la bata—, me ha dedicado una de esas sonrisas expertas de profesional tranquiliza-chaladas y me ha dicho:

—Tome asiento, señora Marín. Ahora mismo la atenderán.

Y eso es lo que he hecho.

No habían pasado ni dos segundos cuando a mi lado una ha dicho:

—Pero, Maica, hija. ¡Qué sorpresa!

Aunque enseguida he reconocido la voz, he esperado un momento con la ilusión de estar equivocada antes de darme la vuelta hacia la derecha y encontrarme con su dueña. Junto a mí, Rosa Grau ha navegado por mi nebuloso campo de visión como una alpargata con alas, con su pelo escaso, los pendientes flamencos de todo a un euro y esa sonrisa blanqueada de tertuliana mal pagada de programas de cuarta que se ha tragado la luz de los fluorescentes de la sala.

Rosa Grau debe de rondar los sesenta y es una de esas mujeres que encajan a la perfección en el modelo de pesada y ególatra al que Rossi llama «el club de las yo-yo», o lo que es lo mismo, una lianta que cada vez que te deja decir algo se limita a responder al segundo con algo que empieza con: «Pues yo...». Hace unos diez años le llevé su divorcio y nunca me he arrepentido tanto de haber confiado en la ingenuidad de otra mujer. De hecho, fueron tantas las mentiras y las malas artes que descubrí en ella que terminé por disculparme con la parte contraria después de haber sableado al pobre de su exmarido.

«Dios mío —ha sido lo único que se me ha ocurrido pensar—. Mátame ahora y no alargues más esta agonía». Pero, al parecer, en la clínica, Dios estaba a otras cosas y Rosa Grau me ha estampado dos besos en la cara y me ha preguntado con voz de preocupación:

—Qué mala cara tienes, Maica. ¿Te pasa algo?

«No —he querido decirle—. No me pasa nada. Es que de vez en cuando me escapo del manicomio y vengo a pasar la mañana a urgencias, a ver si desayuno gratis».

—Me he levantado mal —he respondido, en cambio—. Con vértigos y un dolor aquí...

Rosa se ha echado un poco hacia atrás y se ha llevado la mano al cuello.

—Mmmm —ha dicho—. Pues yo..., ay, Maica, tú no sabes...

—No, Rosa. No sé.

—Horrible, ha sido horrible. —Y antes de dejarme hablar, ha bajado la mirada y la voz para confesar—: Un desprendimiento.

He tenido que morderme la lengua para no decirle que lo único que se le puede desprender a un demonio como ella es el poco pelo que le queda y la mucha maldad que fabrica en su caldero de bruja por la noche, pero tampoco para eso he tenido tiempo.

—De útero. —Debe de haber visto que mis ojos se abrían como un par de tambores de lavadora, porque ha suspirado y ha arrugado los labios—. Estaba haciendo... pis... y, de repente, noté una cosa, como una pequeña lengua que me salía por...

Rosa Grau se ha disipado repentinamente en un claroscuro de palpitaciones mientras yo me agarraba a la silla e intentaba que el pinchazo que de pronto me ha partido la sien en dos no terminara conmigo en el suelo.

Una... ¿lengua?

Dios mío.

Ella ha parecido darse cuenta de que su descripción no estaba amarrando en buen puerto y de repente se ha callado un segundo, antes de añadir:

—Esto de la menopausia es lo que tiene, hija. Cuando no se te ensancha una cosa, se te cae la otra. Y la verdad es que he tenido suerte, porque sé de algunas a las que se les desprende también la vejiga. Ya ves tú qué gracia...

—¿La... vejiga? —No he podido preguntar más porque de repente he sentido que el pinchazo que me taladraba la sien me bajaba por la espalda y se me metía entre las piernas como un tentáculo de alien, y entonces he pensado: «Cierra las piernas, Maica. Ciérralas a la voz de ya porque si no se te va a caer todo aquí mismo», y con el esfuerzo he girado un poco la cabeza y la sala de espera se ha convertido en un tiovivo lleno de mujeres menopáusicas con pistoleras y quistes y vejigas voladoras.

—Maica, ¿estás bien, reina?

He apretado las piernas.

—Sí, Rosa. Es solo este dolor de cabeza que...

—Ay, pobre. Pues yo el otro día tuve que llamar al 112 porque no podía respirar. Un ataque de ansiedad. ¿Te lo puedes creer?

En ese momento, la puerta que comunica la sala con los intestinos de la clínica se ha abierto y, al ver aparecer a mi Maricarmen favorita caminando sobre la suela de corcho de sus zuecos, he estado a punto de echarme a llorar de alivio y arrastrarme hasta el mostrador para suplicarle ayuda.

No ha hecho falta.

Maricarmen ha venido a buscarme y, cogiéndome del brazo, me ha ayudado a levantarme. Luego ha tirado de mí hacia la puerta al tiempo que decía:

—El doctor Torres la verá ahora mismo, señora Marín. Acompáñeme.

Música para mis oídos.

No me he despedido de *madame* Yo-yo.

* * *

Cuarta planta. Consultorio 13. El doctor Torres me esperaba sentado al otro lado del escritorio. Cara de lechuza y nariz salpicada de venitas que no auguraban mucha sobriedad. A su espalda, un sinfín de plantas colgantes como una cortina de cuentas amazónicas. Cuando Maricarmen ha salido, dejándome instalada en la silla, el doctor me ha mirado con una sonrisa y ha dicho:

—Usted dirá.

Tenía tal nudo en la garganta que así, a bote pronto y sin pensarlo mucho, se me ha ocurrido ahorrarle el menú de síntomas y he ido directa al grano: al diagnóstico. Me he echado un poco hacia delante en la silla y, después de tragar saliva, me he oído decir con una voz pastosa que me ha costado reconocer:

—Quiero que me describa exactamente cómo es el tumor que tengo en la cabeza y cuánto tiempo me queda de vida.

El doctor Torres se ha recostado contra el respaldo del sillón, ha cruzado los dedos y, cerrando los ojos durante un instante que se me ha hecho eterno, ha soltado una carcajada de hombre tranquilo.

Al otro lado del escritorio, a mil billones de millas emocionales de distancia, yo he apretado las piernas por si las moscas y luego me he echado a llorar.

El diario

Cuando era pequeña me regalaron un diario que se cerraba con un candado y que tenía un ángel rubio con alas plateadas estampado en el frontis. Fue el día de mi comunión. La hice con una falda escocesa y un suéter rojo de cuello vuelto, porque mamá, que se las había tenido con las monjas porque no quería que yo pasara por el trago de la catequesis y mucho menos por el de la iglesia y al final le había tocado ceder, se había vengado de ellas decidiendo vestirme como le diera la gana. Y así fue. Antes de salir de casa, me puso el diario en la mano y me dio la llave que abría y cerraba la pequeña cerradura de plata. «Para tus secretos —me dijo—. Espero que tengas unos cuantos, que ya empieza a tocar, hija». Entendí que aquel librito era un tesoro y tardé menos de veinticuatro horas en llevarlo conmigo a clase para enseñarlo. Cuando sor Laura lo vio y le conté lo de los secretos, me soltó un bufido y gruñó: «Los secretos son pecado y no hacer la comunión de blanco también. Cosas de *hippies* y del demonio. Apunta eso lo primero, antes de que el diablo te lo llene de mensajes para tus padres».

Nunca escribí en el diario.

* * *

—Deberías escribir un diario.

Ese fue el segundo consejo de Rossi ante lo que, a ojos del mundo entero, era mi inminente crisis de madurez. Lo sugirió como lo hace todo, con esa implacabilidad profesional que tiene y saca a pasear todas las mañanas en su papel de Doctora Amor en el magazín matinal de Canal 3 y en el de la Señora Paparruchas en sus cuentas de las redes. Fue el lunes, lo del diario, digo. Lo soltó en el taxi que nos llevaba al teatro, cuando comenté, así, al vuelo, que lo de cumplir los cincuenta no termina de encajar con la idea que yo tenía de convertirme en una mujer madura.

—La edad está en el corazón —me soltó con voz de amiga compasiva, mientras respondía con cientos de corazones rojos los comentarios de su última publicación en TikTok—. Y en Tinder.

—La edad está por todas partes, Rossi, no seas mema. En las arrugas, en los hijos, en los ex, en las que nos quitaron a los ex, en las caderas, en los michelines, en los carbohidratos... La edad es como la madre del no-padre de mi hija: está, pero no se la necesita.

Me miró sin dejar de sacudir la cabeza.

—Vuelves a tener demasiada rabia —declaró, poniéndose de perfil a la cámara del móvil—. Deberías sacarla.

—Como no metas ahora mismo ese maldito trasto en el bolso voy a sacarla contigo y no te va a gustar.

Bajó el móvil y me miró.

—Tómalo por el lado positivo —dijo—. Quizá el diario sea una buena oportunidad para que, en estos dos meses, hagas borrón y cuenta nueva, liberándote de todo el lastre con el que ya no quieres cargar —aclaró con su sonrisa de adolescente feliz.

—Sí. Debería haber dejado ya la danza del vientre y haberme apuntado a taekwondo, a ver si por lo menos me quito cinco kilos. Esa es una de las cosas con las que no quiero cargar.

Rossi suspiró y tomó un sorbo del té de bergamota que llevaba en su botella metálica.

—Hazme caso, cielo —dijo—. Un parrafito al día no es nada. Y es muy terapéutico. Te servirá para entrar limpia en los cincuenta, más ligera, más... optimista.

Optimista. Esa es una palabra que me cuesta especialmente, y ella lo sabe. Y no porque yo sea particularmente pesimista. Como dice tía Silvia, la hermana de mamá: «El optimismo inconsciente es simple estupidez. El consciente, visto lo visto, es ceguera social». Pues eso.

—Yo no quiero ser más optimista, Rossi —le contesté—. Lo que yo quiero es estar más tranquila. Y más delgada.

—Tú lo has dicho. Más tranquila.

Eso es algo que Rossi hace a la perfección: darte la razón como si fueras uno de esos taraditos insomnes que la escuchan a la una de la noche mientras sus mujeres roncan al otro lado de la cama soñando con una vida más... optimista.

Le dije que bueno, que lo pensaría.

Al día siguiente por la mañana llegó un mensajero al bufete. Lo enviaba ella. El diario tiene una cubierta de color violeta en la que lleva escrito: «SOMOS LO QUE RECONOCEMOS». Muy propio de Rossi. Durante estos tres días ni siquiera lo he tocado. Ha estado encima de la mesa de mi despacho como una carta de esas que son lo suficientemente importantes y lo suficientemente molestas como para que ni las abramos ni las tiremos a la basura. Este mediodía por fin lo he cogido y me lo he llevado a casa. Es el día de la operación salida. De camino, me he sentado en una terraza a ver cómo la ciudad iba vaciándose de coches, sombrillas, familias e ilusiones y el calor llenaba los huecos que toda esa humanidad a la carrera liberaba tras de sí. Durante una hora he sido incapaz de escribir nada. Luego, justo antes de levantarme e irme, lo he abierto por la primera página y, en la esquina superior derecha, he escrito la fecha: «1 de agosto».

Debajo, he añadido una dedicatoria:

Para sor Laura, que seguramente debe de estar leyendo diarios de hippies sin sostenes en el infierno.

Y entonces me he animado:

Querido diario. Soy una mujer que envejece en silencio. Pero eso no es lo peor. Lo peor es que esta piel en decadencia que es la mía sufre, entre otras cosas, porque mi hija, que es un amor de adolescente a la que he criado sola desde el minuto uno, se hace mayor y todavía hoy tengo que contenerme para no cubrir con cinta aislante los enchufes del salón por miedo a que le pase algo.

Chin-Zsé, así se llama. Nos llevó casi dos años adoptarla. La conocimos con dos y nos la trajimos con cuatro por culpa de un error en el pasaporte que cometió alguno de los mil millones de funcionarios chinos que se dedican a aburrirse en las miles de oficinas que llenan el país y que nos obligó a empezar casi de cero con todo el papeleo de la adopción. Chin-Zsé vivía en uno de esos orfanatos que aparecen a veces en los reportajes de La 2: un lugar espantoso lleno de niñas abandonadas por sus padres y por la vida. Me las habría llevado a todas. Supongo que fue entonces, el día en que por fin volvimos con ella a casa, cuando su no-padre, ahora mi ex, decidió que ya me había dejado bien acompañada y empezó a dedicarse en cuerpo y ganas a su azafata holandesa, alias Anekke.

Sufro por mi niña, querido diario, porque sí (tampoco te lo voy a contar todo el primer día). Además, qué sabe una por qué sufre, con la de millones de motivos que hay por ahí sueltos donde elegir.

Pues eso.

Media hora más tarde, durante la comida, Chin-Zsé no tenía buenas noticias:

—Esta noche Santiago me ha invitado a ir al cine con él —me ha dicho con el bol de fruta delante. Iba removiendo las fresas distraídamente con el tenedor, como si estuviera pensando en otra cosa, mientras yo respondía a unos emails en el iPad.

—Ajá —creo recordar haber dicho.

—Luego quiere que vayamos a tomar algo. —Más tenedor mareando los trozos de fresas y arándanos. Más emails entrando en el correo del bufete.

—Ajá.

—A su casa.

Anita ha entrado rezongando con la aspiradora. Canturreaba una canción con un auricular metido en la oreja y el otro colgando. Ha cerrado la puerta con el pie y se ha quedado plantada delante de nosotras.

—¿Necesita algo, marita Maica? —ha preguntado mientras desde el auricular que colgaba sobre el vacío llegaba un reguetón con mucho chucu-chucu y mucho taca-taca. No sé por qué se empeña Anita en llamarme marita Maica. Aunque le he repetido mil veces que no, que de marita nada, ella sigue empeñada en llamarnos marita Maica y marita Chinche, y de ahí no hay quien la saque.

He negado con la cabeza. El wifi iba lento y he estado tentada de apagar el iPad.

—Dice que no habrá nadie en su casa —ha vuelto a hablar Chin-Zsé—. Sus padres están en la playa.

Esa es Chin-Zsé, mi Chin-Zsé. Y ese Santi del que habla es un niño mimado y borracho de hormonas que debe de creer que mi niña es tonta y yo más.

He apartado el iPad a un lado.

—Hija, a ver..., no estoy segura de que sea una buena idea —he empezado con cuidado. Así es como dice Rossi a sus mamás espectadoras que hay que hablar a los hijos: como si importaran. Chin-Zsé ha levantado la cabeza y me ha mirado con esos ojos de chinita que a veces no dicen nada—. Preferiría que estuvieran sus padres en casa, la verdad.

Chin-Zsé ha soltado una carcajada.

—Ay, mami, no seas antigua. Solo tomaremos algo.

He tragado saliva.

—¿Y no podéis ir a un bar? ¿O a una terraza? —he preguntado, quitándome las gafas—. ¿O que te acompañen tus amigas?

Ha ladeado la cabeza. Anita se ha quitado el auricular de la oreja y nos ha escuchado, encantada.

—Es una cita, mamá.

¿Una... cita? Me he tomado el zumo de naranja de golpe. ¿Una cita? ¿Mi niña recién salida del orfanato? ¿Mi pequeña perla huerfanita rescatada de *Informe Semanal?*

Ni pensarlo.

—Creo que deberíamos hablarlo con más calma esta tarde cuando vuelva del despacho, ¿te parece?

Anita ha cambiado el peso de su cuerpo de una pierna a la otra y ha asentido con la cabeza. Se le ha olvidado apagar el iPod, que seguía cacareando sobre sus caderas mientras Chin-Zsé se ha metido un trozo de arándano en la boca. Lo ha masticado despacio, como lo hace casi todo. Anita y yo esperábamos, expectantes.

—No tienes de qué preocuparte, mamá —ha dicho por fin mi chinita—. De verdad.

—¿No? —Sin quererlo, se me han ido los ojos hacia las dos tomas de enchufes que tenía en la pared, tras ella.

Ha negado con la cabeza. A mi lado, Anita ha dejado escapar un suspiro. Quería más explicaciones. Yo también.

—Ya le he dicho a Santi que solo sexo oral.

A mi lado, un golpe seco. Anita ha soltado la aspiradora, que se ha estampado contra el suelo, repartiendo una nube de polvo y pelos que ha ido subiendo entre las dos como una pequeña pared de humo. Acidez. El zumo de naranja se me ha encajado en la tráquea entre un par de arcadas inundadas de vitamina C.

—Pero, marita Chinche... —ha empezado Anita, agitando la mano para dispersar la nube de polvo.

—Sexo... ¿oral? —he conseguido preguntar con una voz que no era la mía mientras intentaba retener el zumo de naranja—. Hija...

Chin-Zsé ha clavado el tenedor en un arándano y un viscoso reguero de zumo violeta ha salido disparado del bol como un chorro de cosas que no me han gustado nada, manchando el mantel.

—Sí, mamá —ha dicho con una leve sombra de fastidio en la voz—. Oral. Ya sabes: tú me comes un poquito, yo te como otro poquito... Sin complicaciones. Nada serio.

Anita ha puesto los ojos en blanco, se ha persignado un par de veces a toda prisa y después ha besado la cruz que le cuelga del cuello.

—Jesús, Jesús... Diosito...

«Tengo que pasar más tiempo con mi hija», he pensado de pronto. Y un segundo más tarde, mientras me servía un poco más de zumo con una mano que no parecía la mía: «Y meter mano a sus redes sociales».

En ese momento ha sonado el interfono y Chin-Zsé se ha levantado como si le hubiera picado algo para ir a abrir.

—Debe de ser Berta. ¡He quedado con ella para ir al gimnasio! —ha gritado desde el pasillo. A mi lado, Anita tenía los ojos clavados en la mesa y la mano en el pecho, agarrada a su cruz.

Mientras Chin-Zsé salía a abrir, me he levantado despacio de la mesa, me he acercado al fregadero y he vomitado el zumo de naranja y los macarrones en un par de arcadas que me han dejado hueca como un contenedor de pilas mientras no paraba de repetirme: «Dios mío, tengo menos de doce horas para impedir que mi niña tenga sexo oral con un pequeño demonio que solo quiere aprovecharse de ella... y que le hará daño... y que la hará sufrir... y que vete a saber qué cosa le pega... y que...».

—Marita Maica... —A mi lado, Anita se ha acercado despacio hasta apoyarse de espaldas en el fregadero, todavía agarrada a su crucifijo y tirando del tubo extensible de la aspiradora. Luego ha suspirado hondo y ha bajado la mirada antes de preguntar con voz temblorosa—: Lo del... sexo oral... —He contenido la respiración y han pasado un par de segundos mientras desde el pasillo llegaban las voces de Berta y de mi chinita, que se reían y seguramente conspiraban como dos adolescentes expertas en sexualidad sin complicaciones—. ¿Cómo es?

He mirado a Anita y, cuando he querido responder, he tenido que volver a bajar la cabeza sobre el fregadero porque ha llegado la tercera arcada al tiempo que he oído el tintineo de mi IPhone en la mesa.

Un mensaje.

De Chin.

Solo tres palabras seguidas de uno de esos condenados emoticonos amarillos taquigráficos y rechonchos guiñando un ojo que utilizan todas las adolescentes y que cada día odio más:

¡Era broma, mamá! 😉

Adoro a mi Chin por encima de todas las cosas, pero confieso que hay veces que la estrangularía.

Con mis propias medias.

Sarah

«Es un encanto, créeme —me dijo Rossi cuando me la envió—. La canguro ideal, ya lo verás». Sarah llegó al día siguiente. Francesa. Veintipocos. Guapa. «Demasiado», pensé. Demasiado guapa, demasiado francesa e ideal. Estuvimos charlando en el salón un buen rato y debo confesar que de ella me gustó casi todo. El casique-no fue que, a pesar de su español perfecto, iba salpicando sus intervenciones con pequeñas perlitas francesas de boquita de piñón como *«n'est-ce pas?»* o *«non?»* y que se parecía demasiado a Anekke, la azafata robamaridos que se había quedado con el mío: las mismas caderas, la misma risa tímida y los mismos pechitos firmes que se le movían un poco cuando se reía. Enseguida me dije que no, que no podía ser. «Siento pecar de insegura y de injusta, pero si algún día vuelvo a equivocar mi camino y recauchuto mi vida con otro hombre, no quiero tener a una tentación como esta metida en casa», me oí pensar. Cuando ya se iba, le pregunté si tenía familia aquí. «No —respondió—. Solo tengo a mi chica, aunque no vivimos juntas». Plop. Se me atascó el corazón. «¿Tu chica?». Ella me miró, sorprendida. «Creía que Rossi se lo había dicho. Soy lesbiana». En ese momento se hizo la luz en mi vida y bendije a Rossi y a su cero coma siete de inteligencia emocional sobre todas las cosas. «¿Pero lesbiana, lesbiana, o lesbiana moderna de hoy sí y luego politodo?», no pude evitar preguntarle. Ella soltó una carcajada que me pilló por sorpresa antes de responder: «Como dice Olivia, mi chica, soy chocolate negro con un cien por cien de cacao». Dejé escapar un suspiro de alivio. «Pero qué fantasía es esta», pensé, y callé justo a tiempo. Ah, una lesbiana pata negra. Justo lo que necesitaba. «Te espero el lunes a las ocho», le dije.

* * *

—Yo creo que esta —ha dicho Sarah, señalando a una perra de tamaño medio, mezcla de *border collie* y labrador, que me miraba con ojos lánguidos desde detrás de la reja. La chica del refugio ha sonreído, encantada, y luego ha pasado a relatar el espantoso historial de sufrimientos y calamidades que había padecido el pobre animal antes de llegar al refugio, intentando sin disimulo ablandarme para que me la quedara.

—Se llama Duna y tiene ocho años. La abandonaron en una granja, atada a un poste. Estuvo un mes a pleno sol, viviendo de los restos de comida que le daba una vecina. Luego alguien la soltó y la cogió un cazador. Intentó hacerla cazar, pero al ver que no servía, la abandonó en la carretera. Llegó aquí moribunda.

La cogió. No servía. La abandonó. Moribunda.

«Esas son las cuatro fases que podrían figurar en neón en todas las casas de acogida de mujeres del mundo entero, algunas de las cuales tienen la suerte —o no— de pasar por mi despacho de camino a una vida que siempre será mejor», he pensado mientras Duna apoyaba sus dos patorras en la verja e intentaba lamerle la cara a Sarah.

—Es buenísima —ha dicho la chica—. Y se lleva muy bien con los demás perros y con las personas. Además —ha añadido, mirándome con una sonrisa—, creo que ella ya ha elegido.

Media hora más tarde, bajábamos desde el refugio con Duna sentada en el asiento trasero, sacando la cabeza por la ventanilla y con cara de felicidad. Sarah me ha apretado la rodilla y me ha dicho:

—No te arrepentirás, *tu verras.* Has hecho la buena obra de tu vida.

—Ya, y tú te has ganado una clienta más —le he respondido con una mueca de falsa resignación.

Así es. Sarah empezó trabajando conmigo cuidando de Chin-Zsé, pero mientras se dedicaba a mi pequeña perla china estudiaba adiestramiento canino y desde hace unos años las pijas del barrio se la disputan, así que ahora tiene una agencia y a cinco chicas que trabajan para ella, «todas cacao cien por cien», como le gusta decir. Rossi le pasa muchos clientes y desde hace un tiempo me ha venido insistiendo para que tuviera un perro en acogida durante los meses de verano, aprovechando que Chin-Zsé se va este año unas semanas a Inglaterra y me quedo sola en casa.

—Solo serán unas semanas, Maicà. —Así me llama: Maicà, con acento en la «a», como buena francesa—. Se te pasarán volando, *tu verras.* Y yo te ayudaré en lo que necesites. *Allez,* anímate.

Pesada. En eso es como Rossi. Cuando se les mete algo en la sesera no hay quien las pare. Al llegar a casa, Chin-Zsé nos esperaba en la calle. En cuanto la ha visto, Duna ha saltado encima de ella y la ha tirado al suelo, cubriéndola de lametones y ladrando como una posesa. Cuando mi pequeña por fin se ha levantado, estaba radiante.

—Gracias, mamá —me ha dicho, dándome un abrazo y un beso—. Tenía tantas ganas de tener un perro...

Se me ha cerrado la garganta.

—No, cielo —he respondido. Y he tenido que dejar claro el asunto por enésima vez—: No tenemos un perro. Tenemos una perra... en acogida. Es decir, en adopción, pero temporal.

Ella me ha sonreído y luego ha entrado en casa con Duna pisándole los talones. Al llegar a la puerta, se ha vuelto a mirarnos y ha lanzado un guiño a Sarah que casi no hemos visto con esos ojitos de chinorris que tiene.

—Gracias, tía —le ha dicho.

Tía. Así son las cosas. Con los años, Sarah se ha convertido para Chin-Zsé en una mezcla de amiga, confesora, hermana mayor y consejera que mi pequeña resume llamándola «tía». Aunque hace mucho que Chin-Zsé no necesita a nadie que vaya a buscarla al colegio y yo prácticamente no salgo por la noche, Sarah sigue pasando por casa prácticamente a diario, y para mí se ha convertido también en una amalgama de hija mayor, amiga, protegida y mujer de confianza. Un encanto, eso es lo que es nuestra Sarah.

Me gustaría poder decir lo mismo de sus «chicas», como ella las llama. Ni una sola novia le he conocido a la que quisiera volver a ver. Un buen ramillete de espantos, eso es lo que son, por mucho que Rossi diga que algunas tienen su aquel.

Su aquel.

Peligro y alguna denuncia, eso es lo que tienen.

Y digo yo: ¿por qué una chica tan guapa y tan... de todo lo estupendo... termina tropezando con esas cuervas chupasangre que rescata de sus propias vidas como rescata perros y bichos de la calle?

—Estarías mucho mejor con una perra de las otras, de las peludas —le he soltado un par de veces, viéndola sufrir después de alguna puñalada de las que duelen.

—Eso es homofobia, cielo —me corrigió Rossi, que estaba presente en la última—. Ni se te ocurra decirlo en público.

—¿Homofobia? —salté como una pantera—. ¿Cómo que homofobia si estoy rodeada de lesbianas, polisexuales, paranormales y miembros de las cuarenta tribus del Sinaí a los/les/lis que defiendo como si fueran mis hijas?

—Pues lo es.

—Yo solo digo que...

—Tesoro, las lesbianas son iguales que nosotras, pero en... lesbiano —insistió, con esa voz de profesora de paparruchas que detesto.

—¿O sea?

Ni me miró.

—Según un estudio del Departamento de Toxicología de la Universidad de Purdue... —empezó, largándome una perorata obviamente tuneada sobre la capacidad de algunas mujeres que tienen un gen no-sé-qué para oler un no-sé-cuántos en otras hembras que el hipotálamo bla, bla, bla.

—Te aseguro que, si yo fuera lesbiana, me buscaría a una mujer como yo —la interrumpí, pensando en voz alta.

Rossi me miró y torció la boca. Luego puso el móvil sobre la tarta de queso que el camarero le acababa de poner delante, buscando la mejor distancia para sacarle una foto.

—Define «como yo», si eres tan amable.

Decidí dar la conversación por terminada y cambiar de tema.

Pero estaba hablando de Sarah. Y también de Duna.

Cuando ya se iba, Sarah me ha dicho, como quien no quiere la cosa:

—*Et alors,* Maicà. ¿Tú sabes la cantidad de gente que se conoce paseando al perro?

La he mirado a la espera de más pistas.

—¿Gente?

Ha soltado una carcajada forzada.

—Sí, Maicà. Gente. Personas. Seres humanos y... hombres. También hombres. *Pour quoi pas?* ¿O no habíamos acordado que ibas a intentar abrir un poco *tes frontières*? A no ser que... te decidas de una vez y te animes a probar otras cosas —ha añadido con una sonrisa traviesa—. Que, no es por nada, pero sigo pensando que sería la mejor opción.

Ah, así que era eso.

«Sarah, tú también», he estado a punto de soltarle, pero ella se alejaba ya hacia el coche. O sea que era eso. Un perro para pillar un hombre. Un cebo para sacarme de casa, como a las locas. He empezado a sentir un calor que no auguraba nada bueno. Sarah era mi esperanza blanca. ¿Quién va a suponer que una casi hija lesbiana crea que lo que necesitas para cambiar tu vida sea un hombre? ¿Esto es lo que ha hecho con nosotras el progreso? ¿Para esto tanto Ministerio de Igualdad, tanto «sí es sí» y tanto «Hermana, yo sí te creo»?

He estado a punto de coger a la perrita y correr hasta el coche para metérsela por la ventanilla, pero ya era tarde.

«Dios mío —he pensado mientras la veía alejarse calle abajo, imaginándome por ahí de paseo con Duna—. Estoy a punto de convertirme en el típico retrato de cincuentona premenopáusica y buscona arrastrada por perra *clickbait* en los parques de la ciudad con babosos barrigones al fondo. La mejor solución para el mejor momento de mi vida».

* * *

Cuando he ido a acostarme, me he encontrado con Duna tumbada encima de la cama. Roncaba como un estibador, con la lengua colgando sobre el vacío. Me he hecho sitio como he podido entre las sábanas y cuando he intentado empujarla con los pies para que se moviera, ha levantado la cabeza y me ha soltado un gruñido. Luego ha bostezado, se ha levantado, ha venido hacia mí y se ha tumbado sobre la almohada, apoyando la cabeza sobre mi cuello.

He soñado que estrangulaba a Sarah y me he levantado empapada en babas y con tortícolis.

Good morning, Vietnam.

La danza del vientre

Virgin es como una gallina, una de esas mujeres con cuerpo de bidón de gasolina y dos patitas finas que terminan en unos pies diminutos que parecen hechos para otro chasis. Ni alta ni baja, ni joven ni vieja. Se tiñe de violeta y habla con un acento extraño supuestamente cosmopolita, confundiendo las eses y las ces, de modo que a menudo suelta cosas como «Vamos, chicas, menos *conseciones* y más *esfuerso*. ¡Quiero ver moverse esas caderas como unas *peonsas*!». Una de las chicas que limpian en el gimnasio me dijo en su día que es medio india, o que está casada con un indio —de la India, quiero decir— o algo así, y que aprendió a mover el ombligo en Goa. Rossi, que siempre está mejor informada, me ha dicho no hace mucho que en realidad se llama María Virginia y que es de Bogotá. Tiene dos hijas de tres maridos distintos —sí, «dos hijas de tres maridos», eso ha dicho exactamente—, y pasó una vez por una de las casas de acogida que ella apadrina, con cuatro costillas rotas y sus dos churumbeles colgando de la cintura. Aunque de eso hace ya tiempo.

* * *

—Quizá deberíamos dejarlo por hoy.

No ha venido nadie. Rossi tenía un tema de redes y me he visto sola con Virgin en la sala. Quince minutos después de empezar he dejado de pasearme por el tapiz como una sonámbula y me he quedado tiesa donde estaba, mirándola fijamente en el espejo. Virgin ha bajado despacio los brazos y luego se ha acercado al aparato de música para apagarlo.

—¿Estás segura? —me ha preguntado, retocándose el pañuelo que usa para recogerse la falsa melena violeta.

Le he dicho que sí con la cabeza, pero no me he movido.

—¿Te pasa algo?

Aunque no tengo mucha confianza con ella, no había nadie más en clase y me ha pillado un poco baja.

—Unos cuantos algos.

—*Quisá* podríamos bajar a tomarnos una cosita al bar de aquí abajo y así me cuentas, *corasón.*

«El bar de aquí abajo», como ella lo llama, es un antro regentado por una china que camina con patitas en arco de punto como Messi y que fabrica tapas con sabor a corcho y a plástico de congelados La Sirena en el que Rossi y yo buscamos refugio un funesto día de lluvia y al que no nos hemos atrevido a volver. Cuando la china ha aparecido en la terraza, Virgin le ha pedido «dos *servezas.* De lata».

He intentado resistirme.

—No, Virgin, gracias, pero cerveza no.

—¿Ah, no? ¿Y eso quién lo *dise?*

—Mi dietista. Estoy con el ayuno intermitente.

Virgin ha soltado una carcajada llena de flemas y ha buscado un cigarrillo en el bolso. El cigarrillo en cuestión era una de esas cosas que sacan un humo como de máquina de sauna que no huele y que según mi hermana es una cosa que inventaron los cubanos y que mata antes y peor, «como todo lo que viene de esos comunistas-bolivarianos».

—Ay, hija, pero qué pesadas estáis todas con el dichoso ayuno —ha refunfuñado—. Pues ayuno intermitente es lo que es esto: dejas la lata y te tomas la *cervesa.*

Cuando iba por la mitad de mi segunda lata ya le había contado que tengo una perra en acogida recién llegada a casa, que mi pequeña Chin-Zsé se va la semana que viene un mes a Inglaterra después de haber pasado unas horas en casa de Santiago, ese quinceañero salido, comiéndose las cosas el uno al otro, y que este mes me espera tanto trabajo en el bufete que no me veo con fuerzas ni humor para seguir moviendo las caderas todos los martes, haciendo tintinear las monedas del cinturón como una sintecho tarada.

Virgin se ha liado otro cigarrillo y ha arrugado la boca.

—¿Cuánto *hase* desde la última *ves?*

El comentario me ha sentado como una bala en el esternón. Me he llevado la mano al pecho. ¿La última vez?

—No te entiendo.

—Ay, *mija,* claro que me entiendes —me ha dicho, levantando los ojos con una mueca de falsa paciencia—. ¿Cuánto *hase* que no meneas las... las caderas fuera de clase?

—Virgin, no creo que...

—Oh, sí. Yo sí que creo —me ha interrumpido agitando la mano en el aire—. Ese *huevesito* quiere sal, mi amor

—ha añadido recorriéndome con los ojos el cuerpo de arriba abajo hasta clavarme la mirada en la entrepierna y meneando la cintura con una sonrisa pícara—. Y más vale que *empieses* a aliñarlo cuanto antes, porque tiempo, lo que se *dise* tiempo, no te sobra.

Durante un segundo la he odiado... tanto.

—Años —he contestado, desafiándola con los ojos—. Unos cuantos.

Virgin le ha dado una calada al falso chisme ese de la muerte bolivariana y ha aspirado hondo. Por un momento he dudado de si en realidad no era un porro enlatado lo que se estaba fumando.

—¿Cuántos?

He vuelto a odiarla. Un poco más.

—Exactamente, unos doce años.

Ha parpadeado, pero no ha apartado la mirada.

—¿Y cuánto *dises* que te falta para cumplir los *sincuenta?*

Messi-Li ha pasado junto a la mesa y me ha mirado de reojo. En ese momento le ha sonado el móvil, un aparato sideral que se ha puesto a canturrear en chino y a soltar luces de colores al que ella ha contestado soltando una sarta de gritos.

—Un mes —le he dicho—. Bueno, un mes y seis días.

Ha suspirado por la nariz.

—Bien... ¿Y a qué esperas para poner remedio a eso, *mija*? —me ha dicho, torciendo la boca.

—¿Remedio?

—Sí, mujer. —Y al ver mi cara de desconfianza, ha apagado el falso porro—. ¿No estarás pensando en llegar virgen a la *menopaucia?*

He apretado los dedos alrededor de la lata hasta que la he oído crujir un poco.

—Ay, Virginia, no es esa la mayor de mis preocupaciones, créeme.

Ha sacado el humo despacio y ha sonreído.

—Lo es, créeme.

—No, Virginia. No lo es. Pero, aunque lo fuera, tampoco te creas que es tan fácil.

—Es MUY fácil, *mija*.

—¿Ah, sí?

—Sí.

—Y ahora me vas a dar un consejo, ¿verdad? Porque desde hace un par de meses todo son consejos e ideas brillantes para que reconduzca mi vida y mi felicidad antes de llegar a la última curva que precede al muro. Y todos los caminos parecen ir hacia el mismo lugar: la cueva del Neanderthal que me va a agarrar del pelo, me va a dar con el bastón ese de troglodita que llevan y va a devolverme la felicidad. No sé cómo lo he hecho para vivir sin tanto consejo hasta ahora.

—Tienes rabia.

Otra Rossi, pero en colombiana. Cómo no voy a tener rabia si cada vez que abro la boca hay alguien —amiga, madre, hija, monitora de danza...— dispuesta a darme la herramienta perfecta para superar una crisis que ya no sé si tengo o me la he inventado y siempre, pero siempre, resulta que la solución pasa por encontrar UN HOMBRE. Busqué disimuladamente a Messi-Li con la vista para pagar.

—Pero también tienes otra cosa —dijo con voz de bruja sabia con cerveza y media en su cuerpo de falsa diosa india, volviéndose hacia dos hombres que se habían parado justo delante de las puertas deslizantes del gimnasio, seguramente esperando a que salieran sus mujeres.

—Prisa, Virginia. Tengo prisa.

—No —me cortó—. Caderas, *mija*. Eso tienes.

La miré, sin entender.

—¿Ves a esos dos caballeros? —preguntó.

—Sí.

—Te desean, pero no lo saben.

Messi-Li no aparecía. Seguramente estaba haciendo guardia en el banquillo, detrás de la barra, jugando al tetris con su zapatófono sideral.

—Claro, Virginia. Cómo no.

—El de la derecha tiene un buen desnudo, *mija*, y lo bueno del de la *isquierda* es lo que le rellena el *calzonsillo*.

Santo Dios. Retiré la silla de un empujón, dispuesta a levantarme y ponerme en marcha, con o sin Messi-Li al habla.

—Cualquiera de esos dos, si tú quieres, dejan a la que está a punto de salir del gimnasio y te aliñan el *huevesito*. Solo tienes que darles día y hora —dijo con cara de «desde luego, ¿a tu edad y hay que contarte esto?»—. Y te digo esos dos como cualquier otro. ¿No ves que los hombres son así? Creen que piensan con la cabeza, pero no saben que eso es imposible, porque nunca tuvieron cabeza más que lo que les cuelga. Créeme, *mija*.

—Eso son lugares comunes, Virginia.

—¿Son qué?

—Bobadas —solté, sin demasiada suavidad—. Eso es lo que son. Y, además, me da igual. Esos dos pueden hacer con sus rellenos y sus cabezas colgantes lo que les dé la gana, pero mi huevo es mío y es, ahora mismo, el menor de mis problemas. Voy a pagar.

Messi-Li ni siquiera me miró cuando le dejé la propina en la barra. Se sentó en su taburete y escupió en el fregadero.

Sofocos

Hay verdades que son como puños, pero no porque sean más verdad que otras, sino porque te golpean en la cara con lo peor de lo que son y de lo que arrastran. Una de esas verdades es la que le oí decir a una taxista hace unos días mientras estábamos en pleno atasco. Era mi última colaboración en la radio antes de las vacaciones de verano y hacía un día especialmente caluroso para el mes de junio. De repente, la mujer alargó el dedo y bajó la temperatura del climatizador a dieciocho grados. Frío. Mucho. Cinco minutos más tarde, le pregunté si podía subir la temperatura. Ella me miró por el retrovisor y negó con la cabeza. «Lo siento, señora, pero si la subo, me voy a tener que tirar por la ventana del sofocón que me ha dado». Supongo que debió de ver la sorpresa en mi mirada, porque quiso explicarse: «Mi Juan siempre dice que lo único bueno que le ha pasado en la vida es no haber nacido mujer». Arqueé una ceja. Así, de entrada, su Juan no me gustó nada. Es más, de repente no pude evitar preguntarme si una declaración de ese porte no era demandable. Me imaginé al tal Juan, derrengado en su sillón de Muebles López en camiseta, con la panza peluda al aire y cerveza en mano. No, no me gustó. «Nos pasamos la mitad de la vida con la regla: que si dolores, que si mancho, que si ahora ovulo, que si el derecho me da vómitos y el izquierdo lo llevo mejor, que si el támpax, el salvaslip o las alas —siguió la mujer—, sufriendo como cabr... perras, y cuando se nos quita y tendría que llegar lo mejor, zas, se nos caen los pellejos y nos dan estos calores. Cuánta razón lleva mi Juan».

Llegué tarde a la radio. En realidad, los barrigones cerveceros que se pasan el verano al fresco del ventilador mientras sus mujeres se la juegan en el taxi por esas calles de Dios, entre sofocos, atascos y osteoporosis en alza, no siempre son odiosos por lo que son. A veces, son peor cuando opinan.

* * *

—¿Sofocos?

—Alguno. Muy pocos.

Raquel no ha apartado la mirada del teclado. Es mi ginecóloga desde hace milenios. De hecho, también es la de mamá, la de Rossi y la de Regina. Al principio, nos visitaba a las cuatro en cadena, madre, hijas y amiga en un *pack*, aunque, salvo Rossi y yo, hace años que cada una pasa por ese calvario a su hora y a solas. Ahora llevo también a Chin-Zsé. Qué cierto es eso de que las hijas perpetuamos los tics de las madres.

La primera y última vez que fui con Chin-Zsé a ver a Raquel, a mi pequeña perla no se le ocurrió nada mejor que preguntar si los anticonceptivos adelgazan. Cuando la oí, estuve a punto de caerme de la silla.

—No, hija —respondió Raquel con su sonrisa de médica—. ¿Por qué lo preguntas?

—Bueno..., es que tengo una compañera de clase que se toma uno después del desayuno porque dice que queman grasas.

Intenté que no se me notara que estaba a punto de fibrilar y solté una risa tensa.

—Ay, Chin, seguro que lo dice en broma. Deben de ser ibuprofenos o algo... para la regla —le solté, en un inocente intento por quitar hierro al asunto.

Chin-Zsé se encogió de hombros y me miró con cara de «Anda, no fastidies, mamá».

—Lucía dice que se los quita a su madre.

¿Lucía? Automáticamente, mi memoria de madre en alerta repasó la lista de las veinte niñas que comparten curso con Chin y al instante di con ella. Lucía, la hija de Marta. Claro, cómo no. La rubia lánguida de ojos azules: polifacética, politoxicómana y poliproblemática. Dos internamientos por anorexia en un año. Repetidora. Padre ausente y madre chiflada. Anoté mentalmente llamar a Marta, alias su madre, en cuanto dejara a Chin en clase de chelo, y ponerla al día de los desayunos integrales de su pequeño monstruo.

—¿Yo podría tomar?

La pregunta de Chin me bajó a la tierra de golpe, vaciándome la mente. ¿Tomar? ¿Eso había preguntado?

Cuando quise hablar, me encontré con la mano levantada de Raquel que me invitaba a no intervenir. Su mirada me dijo: «Espera. Yo me encargo». Sonrió y se volvió a mirar a mi Chin.

—¿Has empezado ya a tener relaciones sexuales, Chin?

Chin ni siquiera parpadeó. Yo aguanté el aire.

—No.

Respiré. Por la boca.

—¿Tienes intención de tenerlas en breve?

No respiré.

—No —dijo mi pequeña con una sonrisa inocente. Luego bajó los ojos y pareció pensarlo mejor—. Bueno, no sé.

Me volví a mirarla. «¿No sé? ¿Cómo que no sabes?», estuve a punto de gritarle. Volvió el calor. Esta vez fue una ola que me dejó pegada la espalda al cuero de la silla. Saqué el abanico y empecé a agitarlo en el aire como un molinillo.

—Eso nunca se sabe, ¿no? —dijo Chin con voz de no haber roto un plato.

«Soy una madre cincuentona y antigua», se me ocurrió de pronto, arrepentida y sin dejar de abanicarme. Entonces lo vi todo: vi a mi pequeña muñeca china en manos de alguno de esos sacos de hormonas que desfilan por delante de las puertas de los colegios de pago con los pantalones caídos, los calzoncillos a la vista, iPhone en una mano, monopatín articulado en la otra y el bolsillo lleno de condones. Vi a mi Chin llegando a casa de Lucía con ese demonio. Los vi sentados en el sofá mientras la sinvergüenza de Lucía se perdía con otro de esos monstruos en el baño para robarle las pastillas a la idiota de su madre, y lo vi a él diciéndole a mi niña: «No te preocupes. No pasará nada. Ya verás», mientras le quitaba los *shorts* y se la comía a besos al tiempo que disfrutaba por anticipado imaginando lo que iba a fardar enviando mensajes a sus amigotes porretas con las fotos de mi niña en pelota picada para decirles que ¡se había tirado a la estrecha de Cho-Chin!

A mi Chin.

—Menuda panda de macarras.

La cara de Raquel me dio a entender que no solo lo había pensado, sino que lo había soltado entre dientes, lo bastante alto y claro como para que mi pequeña lo hubiera entendido. Chin me miraba con los ojos más entrecerrados que de costumbre. Sin pestañear.

—Son estos malditos sofocos —dije a modo de excusa, tragando saliva una vez más y abanicándome—. Me están volviendo loca. Tienes que darme algo, Raquel. Por favor te lo pido.

* * *

El primero me dio en el ascensor. Subía al despacho hace unos días y, cuando la puerta volvió a cerrarse en el primero, sentí un tsunami de calor que me subía desde los pies hasta las raíces del pelo. En el tercero estaba bañada en sudor. «Dios mío —pensé mientras me secaba el bigote con una toalla en el cuarto de baño del despacho—. Necesitas ayuda, Maica».

El segundo me dio un par de días más tarde. Estaba cenando con Rossi en la terraza de un restaurante cuando de pronto llegó otra vez el tsunami: calor, calor, calor...

Rossi se calló de repente.

—¿Te encuentras bien?

No le respondí. Estaba tan ocupada intentando respirar y controlando el calor que no pude articular palabra. Minutos después, el ardor remitió, la ola se retiró y quedaron solo los restos del naufragio sentados a la mesa, o sea, yo.

—Es la segunda vez en lo que llevamos de semana, Rossi —le dije—. Estoy preocupada.

—No, cariño. Preocupada, no —decidió ella con su voz de consejera, poniendo su mano sobre la mía con cara de soy-tu-mejor-amiga-confía-en-mí—. Lo que estás es premenopáusica.

Tuve que tragar saliva. «¿Pre... menopáusica? ¿Yo? ¿A mi edad? Ni hablar. Pero si solo tengo...».

Casi cincuenta.

Dios mío.

—Entonces... ¿así es como empieza? Tan sin... ¿avisar?

Asintió con la cabeza y se metió una fresa bañada en chocolate en la boca, pero justo a tiempo la sujetó entre los dientes, cogió el móvil y se sacó unas cuantas fotos. Luego masticó y tragó como si fuera una mujer normal.

—Aunque no siempre es así —dijo—. A veces se trata solo de un par de sofocos y de desajustes y no vuelves a tener ningún otro síntoma hasta pasados unos meses. O incluso años, depende de cada caso —empezó, con una de esas sonrisas de cuál-es-mi-cámara-¡ah!-¿esta? que tan bien le salen. Luego, antes de que yo pudiera decir nada, añadió—: Precisamente ayer leí que un estudio del Departamento de Biología Astrofísica de la Universidad de Saint John de...

¿Biología astrofísica?

—Cállate, Rossi, hazme el favor.

La sonrisa no desapareció. En ese momento, una de las mujeres que estaba sentada a la mesa vecina se levantó de la silla, se acercó y le pidió que le firmara un autógrafo en una servilleta.

—Es para mi hija —dijo—. Dice que de mayor quiere ser como usted.

No pude evitar arquear la ceja. «Si yo fuera la madre de su hija, le quitaría eso de la cabeza cuanto antes, señora», estuve a punto de ladrarle. A mi lado, la sonrisa de plástico enseñó unos dientes cubiertos de carillas blancas como la nieve.

—Ay, estas niñas... —dijo Rossi, ladeando la cabeza y enseñando su mejor plano de melena pelirroja y ojos de gato feliz—. ¿Cómo dice que se llama esa monada? Porque estoy segura de que debe de ser una auténtica monada...

La mujer engordó dos kilos y medio en tres décimas de segundo y rebuscó en su bolso. La foto no tardó en aparecer.

—Rosaura. La sigue por Instagram. Yo también. Le hemos escrito algún mensaje y siempre nos responde. Es usted maravillosa, y tan cercana...

Bajé la mirada. «¿Rosaura? ¿Pero se puede saber qué porquería de nombre es ese?», estuve a punto de preguntar. Me mordí la lengua. Literalmente.

—Ah, Rosaura. Qué preciosidad —se me adelantó Rossi. Y acto seguido, mientras firmaba en la servilleta, dijo—: Nosotros estuvimos a punto de llamar así a la mayor, pero al final nos decidimos por María. Ya sabe... —añadió con un guiño que quiso y consiguió ser cómplice—: Hay que saber ser conciliadora y dar algún que otro caprichito a las suegras...

La mujer soltó una risilla tímida y volvió a su mesa convertida en la adoratriz número dos millones de Rossi Mandrini mientras atesoraba la servilleta para su niña con nombre de muñeca muerta.

—Tu hija no se llama María —le siseé a Rossi entre dientes mientras volvían los calores.

Ella se llevó otra fresa a la boca. No dijo nada.

—Ni siquiera tienes hijas, mentirosa.

Agitó la mano en el aire, haciendo tintinear un par de pulseras con monedas hindúes de plata.

—Ay, Maica. No seas tan radical —dijo, chasqueando la lengua—. ¿No has visto lo contenta que se ha puesto la mujer? ¿Te das cuenta de lo poco que cuesta hacer felices a los demás?

—Es más —insistí, intentando controlarme—. Por no tener, no tienes ni suegra. —Calor, calor y más calor—. ¿Y sabes por qué? Pues porque da la casualidad de que no estás casada, Rossi.

Rossi se limpió la boca con la servilleta, tomó un sorbo de zumo de kiwi y miró el reloj.

—Mi maestro Lan dice que la realidad no es como es, sino como cada una quiere experimentarla. Para esa mujer y su Rosaura sí lo estoy, así que supongo que en algún plano de esta reencarnación debo de estarlo. Aunque, obviamente, ni tú ni yo podamos verlo... todavía.

—¿Tu maestro Lan es ese que se frota su cosa contra tu culo mientras meditáis juntitos en la camilla?

Rossi chasqueó la lengua, se levantó y se inclinó sobre mí para darme dos besos, pero al verme bañada en sudor, se lo pensó mejor y optó por rozarme la cabeza con los labios.

—Yo que tú pedirías hora a tu ginecóloga, tesoro —dijo sin perder la sonrisa—. Mejor eso que meterte a buscar en internet, porque no quiero ni imaginar cómo puedes llegar a ponerte cuando empieces a leer todas esas monstruosidades que corren por ahí sobre... la cosa.

Mamá

El día de su sesenta y cinco cumpleaños, mamá le dijo a papá que lo dejaba, que ya no soportaba tantos desplantes y tanto maltrato. Por enésima vez. Hasta entonces, había intentado separarse de papá en unas diez ocasiones. Según nos ha explicado cientos de veces, las primeras no salieron bien porque «eran otros tiempos y no podía llevaros a Regina y a ti conmigo si me separaba. Por vosotras, hijas. Me quedé por vosotras», nos ha repetido con voz de madre sufrida. Después, cuando Regina y yo ya éramos mayores, porque cuando ella se marchaba, él esperaba un par de semanitas y venía a buscarla a mi casa o a la de Regina, ejerciendo de marido enamorado y prometiéndole que cambiaría, que no aparecería ni un solo impagado más de sus tropecientos negocios fallidos y que ya no le quedaba nadie por estafar, que estuviera tranquila. Cuando mamá quiso darse cuenta de que él no cambiaría, papá se había ventilado toda su fortuna, y cuando digo «fortuna», digo millones de las antiguas pesetas, unos cuantos pisos y otros tantos terrenos, y a mamá prácticamente no le quedaba nada.

Esa tarde, papá se marchó después de comer a por la tarta de cumpleaños de mamá y no volvió hasta pasadas las doce porque, según dijo, se había encontrado con un par de amigos del club de brigde y se había «despistado». Mamá se sentó en una de las sillas del comedor con el gesto agotado y le dijo que ya no podía más, que había decidido dejarle. Él la miró como lo miraba todo, con pocas ganas, y preguntó: «¿Y podrías decirme qué día exacto de la semana piensas marcharte? Lo digo porque así aprovecho para pintar la habitación y ya de paso comprarme una cama grande, de las que me gustan».

Mamá se instaló en mi casa. Durante semanas estuvo convencida de que él la llamaría para hablar y suplicarle que volviera.

Y acertó. La llamó, sí. Cuatro meses más tarde. Le pidió el divorcio y la dejó con una pensión de ochenta euros al mes.

En fin, que, a sus sesenta y cinco años, mamá se convirtió en una divorciada invisible, a medio camino entre la madurez y la dependencia. La ayudamos a alquilar un apartamento barato, adoptó sin decirnos nada a un perro casi tan minúsculo como su terraza al que llamó Nene y se apuntó a un gimnasio y a clase de tarot con tía Silvia, que desde entonces le llena la cabeza de una amalgama de locuras con las que mamá confabula como una niña. Hace un par de semanas ha empezado un curso de informática para «personas mayores». Nunca la habíamos visto tan feliz, ni tan obsesivamente curiosa.

* * *

—Si volviera a nacer, te aseguro que me encantaría ser como tú, hijita.

Ha sido esta tarde. Estábamos las cinco merendando en el salón: Chin-Zsé, Sarah, mamá, Duna y yo. Mamá tomaba Coca-Cola *light* con cruasanes de crema, su merienda favorita desde que se separó.

Sarah la miró extrañada.

—¿Como... yo?

—Sí, hija. Mujerina. —«Mujerina» quiere decir, en boca de mamá, lesbiana. Sarah se ha echado a reír.

—No creas que esto mío es ninguna ganga, *chère* Leticia.

Mamá le ha sonreído.

—Eso es porque haces lo mismo que todas, criatura. Eliges mal. —Ha tomado un sorbo de Coca-Cola y ha contenido un pequeño gas, tapándose la boca con la mano—. Bueno, casi todas elegimos mal, mujerinas o no. No hay más que vernos —ha añadido, volviéndose a lanzarme una mirada inocente que no ha colado—. ¿Y sabes por qué?

Me he servido más té. Sabía lo que venía a continuación.

—Porque no nos educaron para elegir, sino para ser elegidas —ha continuado—. Y, en el fondo, somos tantas las generaciones que hemos crecido y vivido esperando a que un hombre nos mire para sentir que importamos que no hay manera humana de hacer que esto cambie.

—Puede ser —he dicho.

—Puede ser, no, hija —me ha corregido, sin matizar un ápice su dulzura—. Es. Y si no, mírame a mí.

—Yo creo que tuviste mala suerte con papá, mamá. —No he podido contenerme. No me siento demasiado cómoda cuando mamá suelta alguna de esas sentencias de revista de peluquería en la que no cuesta reconocer la voz resabiada de tía Silvia—. Tampoco hay que generalizar.

—No, hija. No fue mala suerte. Y tampoco creo que sea justo echarle a tu padre toda la culpa. La culpa la tuvo mi madre, por inculcarme que debía ocuparme de cuidar de un hombre y no de mí. Son dos cosas muy distintas. A veces, cuando las mujeres lo entendemos, ya es demasiado tarde. No hay más que ver los telediarios y a todas esas pobres que caen como moscas cada día. Y esos malditos demonios... ¿Por qué no se suicidan antes de hacer daño y no después?

Se ha hecho el silencio. Desde que se separó, mamá parece haberse quitado una gran lona de encima para dejar a la vista retazos —a veces torpes, a veces destellos de rotunda lucidez— de la mujer que con papá no se había atrevido a mostrar. Regina y yo lo comentamos a menudo. Suelta las cosas así, probando su voz a ver cómo suena.

Cuando he querido responderle, nos ha dedicado una de esas sonrisas beatíficas de abuela que aparecen cuando ya no quiere seguir hablando de algo y me ha preguntado:

—Hija, ¿tú sabes lo que es un Tinder?

Ay. Sarah me ha mirado con cara de «ya estamos con tu madre otra vez», y se ha mordido el labio. A su lado, en el sofá, Chin-Zsé ha suspirado y ha empezado a jugar con la pantalla del iPhone.

—Una red social, abuela —ha dicho mi niña sin levantar los ojos de la pantalla.

—Eso ya lo sé, cariño. —Mamá se ha servido un poco más de Coca-Cola y ha barrido el salón con los ojos.

Desde que ha empezado con las clases de informática, aprovecha la mínima oportunidad para preguntar. Hizo lo mismo hace años, cuando empezó con el tarot, pero como nadie tenía respuestas que darle no la sufrimos demasiado—. Pero... —Vuelve a la carga—: ¿Quién es?

Chin-Zsé ha dejado a un lado el móvil y ha mirado a su abuela.

—¿Quién es quién, abu?

—Pues... Tinder. ¿Es el... dueño? ¿El director?

Sarah y yo hemos cruzado una mirada fugaz. Ella ha apretado los dientes para no reírse. Iba a contestar yo, pero Chin se me ha adelantado.

—Tinder somos todas, abu. Los usuarios..., la gente... Uy.

—¿Cómo que Tinder somos todos, Chin? —he saltado.

—Ay, mamá. Es una forma de hablar.

—Una forma de hablar que no es, cariño. Yo no soy Tinder —la he corregido—. Y tú tampoco. Así que ya no somos todos.

—Todas —me ha corregido Sarah.

Sofocón. Calor. Mi Chin. De repente he caído. ¿Acaso mi niña...?

No, Chin no.

¿No?

Mientras barajaba en mi imaginación la forma menos invasiva de preguntárselo, mamá ha cogido un trozo de cruasán y se lo ha metido en la boca, como si se estuviera tomando su tiempo para darle vueltas a mi mensaje.

—Me parece que no lo entiendo —dijo—. ¿Todas quiénes?

—Todes —ha rizado el rizo Rossi, que siempre intenta ser la más correcta cuando nadie se lo pide.

—¿Tinder Todes? —ha preguntado mamá, escupiendo sin querer un trozo de cruasán.

—Tinder es una red social en la que la gente busca pareja, Leticia —ha aclarado por fin Rossi.

—Ah. —Mamá se ha iluminado—. ¿Como *Feisbuc*? —ha preguntado—. Ahora en clase estamos con eso. Carolina nos está ayudando a abrirnos una cuenta y hemos empezado a... a navegar.

—Sí y no —ha dicho Chin—. Tinder es solo para ligar, abu. *Feisbuc* es más para... ¿para qué es *Feisbuc,* Sarah?

—Tinder es el prado donde pacen las pobres desgraciadas que en un futuro no muy lejano pasarán por mi despacho, mamá. Es mi seguro de jubilación.

Esa he sido yo. Creía que lo había pensado, pero no, también lo he dicho.

—Mamá, no seas rancia.

—Chin-Zsé Marín, espero que tu idea de modernidad no se traduzca en que estás metida tú también en eso.

—¿En eso, ¿dónde?

—Ya sabes.

—¿Y Tik y Tok? ¿Quiénes son? —ha intervenido mamá, con la curiosidad desatada.

Rossi ha aprovechado para poner morritos delante de su teléfono y hacerse un selfi mordiendo el tapón de la botella de Coca-Cola.

—A ver cómo te lo explicó, abu —ha contestado Chin.

—¿Pero Tik y Tok son gemelas? ¿O hermanas? ¿Como los payasos de la tele de mi época? Se llamaban Fofo y

Fofito, y había otro, uno que también era gemelo, pero de otro huevo, que se llamaba... hum... Malaquito o algo. Tenían un éxito...

—TikTok es solo un nombre, Leti —ha intervenido Rossi.

—¿Un... nombre? ¿Un nombre de dónde? ¿Filipino? Y entonces... ¿el apellido cuál es? Porque digo yo que el señor tendrá un apellido, ¿no?

Dios mío. A veces, viéndola así, tan cabezona y envalentonada, me pregunto si no era mejor la otra, la de antes.

Casi como si me hubiera oído, de pronto ha vuelto su versión anterior: la Leticia de las eternas disculpas, esa mujer acorralada, minimizada y atemorizada por papá que durante años ha vivido pidiendo perdón casi hasta por respirar.

—Dice tía Silvia que hay que hacer realidad los sueños, aunque sean los más pequeños, porque si no el cerebro envejece antes de hora —ha dicho con una sonrisa tímida y una vocecilla que se me ha clavado en el costado como la punta de unas tijeras.

—Tía Silvia, la gran predicadora de la familia —he soltado intentando maquillar en mi voz la rabia que esa faceta suya de mujer apocada provoca automáticamente en mí—. Lo habrá leído en alguna de esas revistas de cuerpo, mente o vive el hoy porque al mañana no llegamos que le enchufan en la peluquería en cuanto la ven aparecer para tenerla callada.

En ese momento, Chin-Zsé se ha levantado soltando uno de sus pequeños suspiros chinos, se ha acercado a mamá y se ha sentado en el brazo del sillón, enseñándole el iPhone.

—Mira, abu. ¿Quieres que te enseñe lo de Tinder?

Mamá le ha sonreído, feliz, se ha puesto las gafas de ver y luego le ha rodeado la cintura con el brazo.

—Claro, Chini. Enséñame. Pero despacito, ¿eh? Que ya sabes que a tu abuela estas cosas le cuestan un poco.

He tragado bilis y la he alquimizado hasta dar con un tono de dulzura que no sé si ha sonado demasiado relajado.

—Chin. Mejor empieza por TikTok, cariño, ¿sí? —he sugerido.

—Sí, Chin —ha cooperado mamá—. Primero Tik y Tok y después, si acaso, ya nos ponemos con Tinder Todes. Haz caso a tu madre.

Entonces las he visto tan encantadas con la compañía mutua, tan en su papel de abuela la una y tan en el de nieta la otra, que durante una milésima de segundo he dado las gracias a papá por habérnosla devuelto, aunque sea tarde y aunque haya sido de esta manera.

El club de la mala estrella

En los más de veinticinco años de experiencia que tengo como abogada, he defendido los intereses de miles de mujeres en sus momentos más duros. Solo de mujeres. Al principio porque era raro —por no decir imposible— que un hombre quisiera tener como abogada a una mujer. Después, cuando las cosas cambiaron —y, afortunadamente, pude elegir—, porque fui yo la que no quise. Y sé que, me guste o no, en mi profesión provoco más temor que respeto. «Un bull terrier», así es como me definía Matías, el que fuera mi socio durante muchos años hasta que por cosas de la vida —y de la arpía de su mujer— tomamos caminos distintos. Ahora que me faltan apenas unas semanas para llegar a los cincuenta y vuelvo la vista atrás, reconozco que quizá esa no sea una definición demasiado desacertada. Exagerada, puede ser. Desacertada, no.

O quizá es simplemente que, desde que tengo uso de razón, lo injusto y el maltrato al indefenso me nublan tanto los sentidos que salgo a morder con lo que tengo y con lo que no tengo.

En el trabajo, digo.

«Si fueras así contigo misma, otro gallo te cantaría», me regaña a menudo Concha, mi secretaria.

Concha tiene sesenta y dos años y ya estaba en el bufete cuando llegué. Es una de esas gordas felices que cuando se ríen cambian a mejor el guion de tu día, por muy funesto que parezca. Probablemente tenga razón. En eso y en muchas otras cosas. Ella llama al bufete «El club de la mala estrella».

Nunca me ha dicho por qué.

* * *

Cuando, el 15 de agosto de 1981, entró en vigor la ley del divorcio, yo estaba a punto de cumplir siete años. Recuerdo que mi vecina Carmen, que era la hija de los del cuarto y la primera chica de la escalera que estudiaba en la facultad —psicología, para ser más exacta— salió a celebrarlo con los compañeros de universidad y llegó borracha perdida, tanto que nos vomitó en el rellano y su padre, el señor Manuel, el de la pescadería, casi la mata. A pesar de que, tras dos años y medio de debate, el horizonte se despejaba por fin, durante los primeros doce meses las demandas presentadas apenas superaron las diez mil.

Desde entonces, el número no ha hecho más que crecer.

Y el archivo de casos del despacho también.

—Aquí está el café.

Como todos los días, Concha ha aparecido a las cinco de la tarde con una bandeja y dos tazas: mi café con hielo y su té con miel. Ha dejado la bandeja encima del escritorio y se ha sentado delante de mí con un suspiro de huesos doloridos. Está cansada y no la culpo. Hace dos años, cuando cumplió los sesenta, me pidió que empezara a buscarle una sustituta. «Sin prisa, Maica, pero sin pausa —me dijo—. Ya me toca empezar a pensar en descansar». Le dije que sí, que buscaría, que no se preocupara. Sin prisa y con toda la pausa del mundo, porque yo sin Concha no soy nadie, y ella lo sabe. Desde ese día, cuando entra con la bandeja y pasamos estos minutos a solas, a veces comentando naderías sobre nosotras y otras simplemente tomándonos un pequeño descanso, temo que me recuerde mi promesa y tenga que volver a mentirle. Hoy es una de esas tardes. Tensa, me he notado tensa, y, como de costumbre, ella se me ha adelantado.

—Cuéntame, anda —ha dicho, cogiendo su taza—. ¿Algo no va bien?

No le he dicho la verdad. O quizá haya sido una verdad a medias.

—Tonterías mías.

—¿Tonterías?

—Pues que dentro de un mes cumplo cincuenta años, Concha, y, como diría Rossi con sus tablas de medición emocional o como demonios se llamen, he terminado convertida en una abogada pasable, una madre aprobada por los pelos y una mujer que no progresa adecuadamente.

Concha me ha mirado con una de esas sonrisas de hermana mayor que en este despacho solo ella puede permitirse.

—No digas eso. Yo más bien diría que eres una abogada estupenda, una madre apañada y una mujer... —En ese momento han sonado tres pitidos seguidos procedentes del iPhone, seguidos de dos timbrazos ligeramente más suaves: tres emails y dos wasaps. A punto he estado de levantar el iPhone, pero he optado por esperar—: Una mujer un poco asustada...

¿Asustada? ¿Yo? ¿El terror de la Ciudad de la Justicia? ¿Yo, que he logrado sacar adelante sola a mi pequeña porcelana Ming? ¿La hija que ha devuelto a mamá a la vida después de sus casi cincuenta años de matrimonio con el cretino de papá, y la hermana que tuvo que sacar de los pelos a Regina de esa secta de yoguis calvos y túnicas naranjas en la que la metió ese novio medio tarado y vigilarla noche y día para que se reenganchara a la vida sin quedarse pillada con el siguiente tarado que se le cruzara por delante?

—Eres grande en todo lo que dominas, Maica, y sé lo mucho que te ha costado y lo que has trabajado para conseguirlo —ha dicho Concha con su voz de mujer que sabe lo que dice—. Ya lo hemos hablado muchas veces.

Sí, lo hemos hablado muchas veces, pero no sé por qué narices, en cuanto Concha sale del despacho, el mensaje nunca se me queda en la sesera más de cinco segundos. Enseguida me pongo a pensar y... me lío. Llegan los emails, las llamadas, mamá con sus cosas, Chin-Zsé con las suyas, casos nuevos..., en fin, la vida con todo su ruido.

—¿Sabes lo que te pasa? —ha dicho Concha, dejando taza y plato en la bandeja.

—Sí —le he contestado enseguida—. Lo que me pasa es que dentro de cuarenta y ocho horas Chin-Zsé se me va un mes a Inglaterra y creo que me voy a morir de angustia sin tenerla aquí conmigo. Eso es lo que me pasa.

Me ha mirado sin mover un solo músculo.

—Es que no hemos estado nunca separadas, Concha. Y encima, se va tan lejos... —he añadido con una voz cada vez más débil—. Y a un colegio mayor. Y sin redes, porque es uno de esos programas de integración lingüística radical, ya sabes: mínimo contacto familiar, no wifi ni datos, no nada, vamos. ¿Tú sabes lo que es eso? —Me he tomado el café de un trago y me he aclarado la garganta—. Esos colegios mayores de los ingleses están llenos de adolescentes plagados de granos y de cosas peores a quienes lo que menos les interesa es aprender inglés, y lo que más..., bueno, imagínate. He visto vídeos en YouTube de historias terribles: fiestas, testimonios, botellón, *balconings*, *puentings*, *marranings*... No sé cómo he podido ser tan idiota de dejarme convencer para mandarla allí. Una imbécil de remate es lo que soy. No tendría que haberle hecho caso a mamá.

—Si mal no recuerdo, lo de mandarla a Inglaterra fue idea tuya —me ha corregido con suavidad—. ¿O no me habías dicho que lo que Chin-Zsé quería era irse un par de semanas a la playa con Lucía y con sus padres?

He soltado el aire por la nariz. Concha tiene la mala costumbre de tener una memoria diabólica, y no solo para lo bueno.

—¿Y por qué te crees que se me ocurrió lo del inglés? —le he soltado—. Para que esa pequeña chiflada y su madre no se me llevaran a mi niña a dar vueltas en su barco con ese..., con el... novio nuevo comeniñas que tiene, el de los polos de marca rancia y la cara de salid...

Me he callado. Los ojos de Concha sonreían.

—No le pasará nada, y lo sabes —ha dicho—. Chin-Zsé es una niña como hay pocas. No creo que nadie vaya a obligarla a hacer nada que no le convenga. No deberías sufrir por ella.

—¿Que no sufra? —le he soltado, con el café helándome el estómago—. ¿Y cómo lo hago? ¿Me congelo hasta que vuelva? ¿Me meto un mes en una secta?

Concha ha soltado una de sus carcajadas de mujer feliz con la que ha conseguido rebajar algo mi desesperación.

—¿Sabes lo que creo? —ha dicho por fin.

He guardado silencio. Conociéndola, estaba segura de que lo diría antes o después.

—Sinceramente, creo que deberías tomarte unas vacaciones.

«Unas vacaciones. Cómo no. Justo lo que me faltaba. Qué buena idea, Concha».

—¿Unas... vacaciones? —he preguntado con una voz de sorpresa que no lo era—. ¿Con todo lo que tenemos aquí?

—Aquí no tenemos nada y lo sabes tan bien como yo —ha sido su respuesta—. O, al menos, nada que no pueda esperar un par de semanas. Cuántas veces te he oído renegar quejándote de que este país se paraliza en verano. Además, hace siglos que no te tomas un descanso.

—En este país hace muchos años que nadie da un palo al agua en verano, Concha, pero la gente sigue divorciándose a velocidad de crucero —ha sido mi respuesta mientras paseaba la mirada por la pantalla del portátil, viendo cómo los emails iban amontonándose en la bandeja de entrada—. Las parejas se machacan a miles porque las vacaciones y el calor sacan lo peor de cada casa y porque el roce no hace el cariño, sino todo lo contrario, y aquí no paran de llegarnos mujeres que necesitan a alguien que las defienda de... de sí mismas.

No ha dicho nada. Se ha cruzado de brazos y ha ladeado ligeramente la cabeza.

—Además, tengo a una madre hipotensa con un perro en miniatura que amenaza con instalarse en casa hasta que le reparen el aire acondicionado de su apartamento, y hace una semana que convivo con una perra que suelta treinta y cinco kilos de babas por noche y que me gruñe si me levanto para ir al baño porque no le gusta dormir sola, ¿recuerdas?

Silencio. La cabeza no se ha movido. Mala señal.

—Y... ¿en pleno verano? —he continuado—. ¿Con este calor del demonio? Ya sabes lo que odio las aglomeraciones, Concha, y sobre todo en agosto, cuando sale toda esa gente de estampida como si ahí fuera les regalaran algo. Y encima con un perro.

Concha ha torcido la boca, se ha levantado despacio y ha empezado a poner las tazas en la bandeja.

—Ni te imaginas la pereza que me da pensar ahora mismo en tomarme unas vacaciones —he rematado por lo bajo.

Con la bandeja en las manos se ha ido hacia la puerta. Cuando la ha abierto, se ha vuelto a mirarme y, con esa sonrisa de mujer tranquila que no siempre augura algo bueno, ha dicho:

—Pereza, no, Maica —ha sentenciado—. Me vas a perdonar, pero yo diría más bien que lo que tú tienes es miedo.

Nos hemos mirado durante un par de segundos que a mí se me han hecho eternos.

—Y dale —he saltado con una carcajada seca que ha sonado más a tos—. Venga, Concha, por favor...

—Sí, Maica. Tienes miedo de romper la rutina, porque, si lo haces, puede que pase algo que cambie alguna cosa y, mira tú por dónde, a lo mejor resulta que no puedes controlarlo todo. Eso es lo que te pasa. Y creo que ya va siendo hora de que dejes que la vida te dé alguna sorpresa, ¿no te parece? —ha dicho, volviéndose y dejando escapar un suspiro que ha querido que yo oyera.

Alguna sorpresa, dice. No me gustan demasiado las sorpresas y Concha lo sabe. De repente, he tenido ganas de terminar ahí la conversación y he mirado el reloj. Ella no se ha dado por aludida.

—¿Alguna sorpresa como cuál, por ejemplo? —le he preguntado sin disimular mi fastidio.

—Bueno... —Se ha vuelto a mirarme una vez más, apoyándose en el quicio de la puerta. Las tazas han temblado un poco sobre la bandeja—. Pues, por ejemplo..., un hombre.

Ya estamos. Ya estamos con la maldita cantinela. Primero Rossi, luego mamá, después las chicas del club de lectura, y Virginia y Sarah... Estoy tan cansada. Y tan harta. Ahora Concha me soltará lo de Tinder y entonces sí que sacaré el colmillo a pasear y luego me arrepentiré, porque Concha es Concha y la adoro, y ya sé que lo hace pensando en mí, pero esto es un infierno y yo no estoy por la labor.

Me he notado rabiosa, físicamente rabiosa, y me he contenido para no soltarle alguna de mis perlas. «Es Concha —he tenido que repetirme, intentando serenarme—. Es Concha y te quiere bien. Calma, Maica».

—Tengo la desgracia de ser una mujer heterosexual a la que no le interesan nada los hombres —he dicho en cambio—. Esa es mi cruz, Concha, y también mi cara. Déjate de miedos y de mandangas. Y, sobre todo, déjate de hombres. Parece mentira que trabajes aquí.

Concha ha suspirado y ha cambiado el peso del cuerpo de una pierna a la otra antes de volver a hablar.

—A ver, Maica, no todos los hombres son iguales. —Y, suavizando un poco la voz, ha añadido—: Bien que lo sabes.

Una sonrisa falsa. La mía.

—Es verdad —le he dicho, apretando los dedos sobre el borde del escritorio—. No son todos igual de mentirosos, de patanes, de infieles, de indeseables, ni todos dicen tonterías, piensan «teta» cuando te miran el corazón, ni tienen la edad mental de un carrocho de bóxer. Están también los que no las dicen porque ni siquiera se molestan en decirlas... Ah, y recuérdame que mencione también a los pilotos que te dejan con una niña adoptada de cuatro años para largarse con una cochina azafata holandesa con manos de mantequillera y uñas de buitre.

Concha ha bajado los ojos. He creído ver una sonrisa que cuando ha vuelto a levantar la cabeza ya no estaba.

—Tienes razón —ha dicho—. Quizá debería disculparme.

Ah, bueno... Un poco de sensatez, para variar. Precisamente esa sensatez es la que explica que Concha sea mi secretaria y que no tenga intención de buscarme a otra: Concha sabe ver las cosas como son. He estado a punto de levantarme y de plantarle un par de besos.

Habría sido un error.

—No estás asustada —ha reconocido.

—Claro que no, Concha. Ya te lo he dicho. —«Por fin alguien que entra en razón», he pensado con un suspiro de alivio.

—Estás dolida —me ha soltado con su voz más dulce de secretaria fiel—. Primero, dolida; después, asustada.

Y dale. Dos tazas.

—O, dicho de otra forma, todavía estás tan dolida que te aterra que aparezca otro hombre en tu vida y vuelva a hacerte daño.

Dos, tres tintineos. Nuevos emails seguidos de una melodía que conozco bien: el contestador del iPhone empieza a enfadarse porque no le presto atención. He mirado a Concha con cara de «lo siento, pero el trabajo nos reclama, mi querida y fiel secretaria», y ella ha asentido con la cabeza.

—¿Sabes una cosa? —me ha dicho, ladeando la cabeza y separándose de la puerta.

—No.

Ha tardado un par de segundos en responder.

—Si me permites el consejo, yo diría que lo que tú necesitas son unas vacaciones de ti misma —ha sentenciado con una sonrisa renovada—. Un poco de aire fresco, para variar. —Y al ver que yo no decía nada, ha añadido—: Y creo que tengo justo lo que necesitas.

He notado la tensión en las cervicales. ¿Justo lo que necesito? «Sabes perfectamente que no me gustan las sorpresas, Concha», he estado a punto de responderle. Pero antes de que pudiera hablar, me ha guiñado un ojo y me ha dado la espalda.

—Dame un par de días —ha dicho, desapareciendo por el pasillo—. Estoy segura de que te gustará.

Papá

Tres semanas después de que mamá y él se divorciaran, cuando faltaban solo dos días para la comida de Navidad, papá nos llamó a Regina y a mí para anunciarnos que había conocido a una mujer con la que, según palabras textuales, «me estoy viendo». También dijo: «Nos estamos conociendo. De momento, somos solo buenos amigos».

Buenos amigos.

¿En tres semanas?

Ya, claro.

En realidad, llamaba para anunciarnos que la había invitado a la comida. Cuando Regina y yo le dijimos que quizá el día de Navidad no era la fecha más idónea para presentárnosla, su respuesta fue muy clara: «Lo que pasa es que no queréis ver feliz a vuestro padre. Tendría que haberlo imaginado». Intenté hacerle entrar en razón. Él me escuchó, aparentemente atento, hasta que terminé de hablar. Luego chasqueó la lengua, dejó pasar unos segundos y añadió: «Está decidido, hija: Eva va a venir sí o sí. Vosotras haced lo que os dé la gana». Y antes de que yo pudiera responder, terminó: «Pero si no venís, no hace falta que vengáis más. Ya podéis olvidaros de mí». Luego colgó.

No fuimos. Ni Regina ni yo. Desde entonces, papá no ha querido volver a saber de nosotras.

No tardamos en entender que Eva era la misma Eva que había sido su secretaria cuando papá tenía treinta y pocos años y triunfaba en el mundo de la venta de material de oficina. Entendimos, claro, que nunca habían dejado de verse del todo. En aquel entonces era, si no recuerdo mal, una chica sevillana, rubia, con gafas, recatadita y muy graciosa, pero de perfil bajo. O sea, una lagarta. Se había casado con otro de los jefes de la empresa y papá y mamá habían ido a su boda e incluso habían llegado a salir los cuatro durante una temporada. Luego, cuando papá cambió de trabajo, de Eva nunca más se supo. Al menos nosotros. Papá, como ha quedado claro, mantuvo el contacto con ella, dentro y fuera de alguna cama, quiero decir.

O sea: casi cuarenta años de amor a escondidas. Cuando, después de muchas dudas, por fin se lo contamos a mamá, ella, que seguía sintiéndose culpable por haber dejado a papá, pareció reconfortada. «Cuánto me alegra que tenga una buena amiga que le apoye en estos momentos tan duros», dijo. Por mucho que intenté hacerle ver que Eva no era una de las fundadoras de las hermanas-consoladoras-de-maduritos-recién-divorciados-en-busca-de-un-pecho-donde-llorar, sino la misma Eva sevillana que siglos antes había comido en la mesa de casa con su marido —y que seguramente ya en aquel entonces le frotaba la cosa a papá con el pie por debajo del mantel—, ella se llevó la mano a la mejilla y, con voz de ofendida, me dijo: «Desde luego, hay que ver lo malpensada que eres, hija».

Fin del asunto.

O quizá no.

Resultó también que, con el tiempo, Eva se había convertido en una buena inversora del dinero que había heredado de su difunto marido y que, cuando papá decidió que había llegado el momento de colocarla en el lugar de mamá, tenía un capital nada despreciable, además de un par de áticos en Sevilla y una casa de dimensiones nada desdeñables en Sotogrande. Tras haberse fundido durante años la fortuna de mamá, que desde el divorcio vivía al día con su pensión mínima no contributiva, sumada a la vergonzosa propina de ochenta euros que él le pasaba el 13 de cada mes y el dinero que Regina y yo le ingresábamos mensualmente en la cuenta, papá había hilado fino y vivía a cuerpo de rey con su nueva mina de oro móvil, explotando su jeta de kilómetro cero.

Ahora sí. Fin del asunto.

* * *

—Mañana a las diez y media.

Regina y yo hemos desayunado en la cafetería que está debajo del despacho. Como son las fechas que son, estamos prácticamente solas. Me ha preguntado que a qué hora vuela Chin-Zsé mañana y, después de soltarme un distraído «Ay, qué raro se te va a hacer estar sin ella tanto tiempo, ¿no?», se ha pasado un buen rato cacareando sobre ella, sobre las obras de su casa de l'Empordà, que si Jaime no para de viajar y luego llega el fin de semana y la deja con los dos mocosos y se va al gimnasio y de *trekking* con los amigos —«y con las amigas de los amigos», no ha dicho— porque «necesita desconectar». La he dejado hablar porque la conozco demasiado bien y sé que cuando parlotea así es porque está nerviosa y no sabe cómo soltarme lo que ha venido a decir.

—¿Podemos vernos? —me pidió ayer por teléfono con voz de hermana pequeña que necesita compartir algo con la mayor, pero no las tiene todas consigo. Cuando le dije que sí, que me dejara echar un vistazo a mi agenda y que en cuanto tuviera un rato libre la llamaría, ella añadió—: Es que...

No hizo falta que dijera más. Cuando Regina empieza una frase con un «Es que...», hay tormenta a la vista.

Mientras me contaba todas esas paparruchas de mujer ocupada con su vida familiar de señora respetable, rubia, casada con un auditor y metida de lleno en la vida de sus dos hijos también rubios y en las obras de sus tres cuartos de baño, no he podido evitar estudiarla en silencio, superponiendo la imagen de la Regina que es ahora con la imagen de la que fue, y he pensado que resulta curioso cómo a lo largo de la vida cada una de nosotras somos varias mujeres, o muchas caras de la misma, y que a veces solo podemos adoptar una de esas caras cuando hemos sobrevivido a la cara contraria. Entonces, he pensado en mí y me he visto cómo era a los veinte años: con algún que otro grano todavía en la cara, roja como ninguna, feminista más que ninguna, antisostenes, antimaquillaje, con un porrito y unas cuantas cervezas de vez en cuando, guapa sin preocuparme de si lo era o no y en el fondo convencida en esa década de los noventa de que mis amigos, mis amantes y mis novios formarían de algún modo parte de mí para siempre, que la vida sería una suma constante y no este... este goteo de pérdidas que también suman, pero que no hacen bien. Durante unos segundos he seguido escuchando a Regina sin prestarle demasiada atención, y en silencio he envidiado su vida de mujer malcasada dedicada a la amalgama automatizada de su día a día, el ruido del que ha sabido rodearse para no tener que pararse a pensar en lo distinta que es de la mujer con la que en algún momento soñó y... sí, también he envidiado la compañía y el calor que —mejor o peor— debe de encontrar en Jaime, por muy cretino que sea y por mucho que todos sepamos que ella no es la única depositaria de esa compañía y mucho menos de ese calor de machorro levantino con tarjeta de viajero frecuente en la cartera.

He sentido envidia de mi propia hermana porque ella tiene a un hombre a su lado y yo no, y de repente he tenido un sofoco de tal magnitud que la cafetería se ha convertido en cuestión de segundos en una especie de monstruosa cabina gigante de rayos UVA.

—Estamos mayores, Regina —he dicho sin pensarlo y con una pena inmensa mientras sacaba a toda prisa el abanico y empezaba a agitarlo como una loca, intentando darme un poco de aire en la cara.

Regina ni siquiera ha parecido oírme. Ha tomado un par de sorbos de su granizado de café y se ha aclarado la garganta antes de empezar a manosear la servilleta de papel. Luego ha dicho:

—Ayer me llamó papá.

Si Regina hubiera dicho que se había quedado embarazada de trillizos zulús, no me habría impactado tanto como con su anuncio. En cuanto lo ha soltado, ha bajado los ojos y ha seguido manoseando la servilleta como uno de esos pobres tipos de vida gris que cuentan billetes en las ventanillas de los bancos mientras yo he tragado saliva un par de veces y el sofoco se ha convertido en mareo.

Después se ha hecho el silencio en tanto el camarero se ha acercado y nos ha preguntado si queríamos alguna otra cosa.

En cuanto se ha marchado, Regina ha roto a hablar como lo hace siempre que suelta lo que sabe que no va a ser bien recibido, a chorro, como si quisiera acabar cuanto antes.

—Me pilló por sorpresa, Maica, y..., bueno, estuve a punto de no contestar, de verdad, pero... en fin, que lo cogí. —Ha inspirado hondo, dándome tiempo a intervenir. Aun así, no he dicho nada—. La cosa es que, bueno..., que está bien y... preguntó por los niños y estuvo muy cariñoso... y, la verdad, me parecía mal cortarle, ya sabes que no sirvo para esas cosas, eso se te da mejor a ti, yo soy una boba, así me va, claro...

—¿Qué quería, Regina?

Otro sorbo de granizado y más servilleta crujiéndole entre los dedos.

—Es que... —ha empezado, recorriendo la cafetería con los ojos como si buscara la salida de emergencia—. Es que...

—¿Es que qué, Regina?

Ha bajado los ojos una vez más y ha susurrado:

—Se casa, Maica —ha soltado por fin—. Papá se casa con Eva en septiembre y me llamaba para invitarme a la boda.

He dejado de abanicarme sin darme cuenta. «¿Invitar-te o invitar-nos?», he querido preguntar. No ha hecho falta.

—Bueno..., a mí, a Jaime y también a los niños —ha añadido por lo bajo—. Y a los padres de Jaime.

Si hubiera tenido un cigarrillo a mano, lo habría triturado entre los dientes, me habría acercado un encendedor a la boca y habría sacado fuego por la nariz para chamuscar con él a mi hermanita, la melena rubia, las cejas rubias y todo lo rubio que todavía le pueda salir en esta vida, pero Regina ha estado de suerte: el único fuego que tenía a mano era el que me subía desde los pies en una oleada de calor que me ha fundido en un par de segundos y que ella ni siquiera ha visto. Claro, cómo no: papá ha invitado a Regina porque siempre ha sabido dónde dar para que duela más. Regina, la pequeña, la que nunca dice que no porque se colapsa ante cualquier asomo de conflicto. Regina, la que no pone problemas. La pobre de Regina. Una vez más, papá ha hecho de las suyas. Buscaba venganza y ya la tiene. Lo he visto tan claro, tan flagrante, que enseguida he entendido que lo que él buscaba era justo lo que ha estado a punto de ocurrir: que la noticia de su boda y de su invitación nos enfrentara a las dos, desestabilizando la poca familia que dejó cuando desapareció. Lo he sabido ver a tiempo y me he alegrado de no haber saltado sobre Regina y haberla estrangulado en mitad de la cafetería a plena luz del día. Al contrario: he respirado hondo un par de veces, dispuesta a dar lo mejor de mí, pero justo en ese momento el iPhone ha vibrado encima de la mesa. En la pantalla he visto destellar un mensaje de Concha: «Blanca Solís te espera en el despacho. Muy urgente», decía el mensaje de WhatsApp.

—Perdona, cariño, pero tengo una urgencia en la ofi y voy a tener que dejarte —le he dicho a Regina mientras cogía el bolso y el iPhone y empezaba a levantarme. Ella me ha dedicado una sonrisa triste que se me ha clavado en el esternón como una aguja de punto. He puesto mi mano sobre la suya y se la he apretado con fuerza—. No te preocupes, yo se lo digo a mamá. Ya encontraré la forma. Total, bien pensado, y conociéndolo como lo conocemos, era de esperar que papá intentara algo así, ¿no te parece?

Regina ha vuelto a sonreír y me ha devuelto el apretón, cerrando sus dedos sobre los míos antes de asentir con la cabeza y murmurar con un hilo de voz:

—Sí, claro.

Le he sonreído.

—Pero no podrá con nosotras, cariño. Da igual lo que intente —le he dicho antes de levantarme a toda prisa, aprovechando para secarme el sudor de la cara y del escote con una de las toallitas húmedas que desde hace unos días no faltan en mi bolso y despedirme de ella con un par de besos, dejándola sentada a la mesa con la melena perfecta, los ojos tristes y el granizado de café a medio terminar.

Cuando me he alejado un par de pasos y estaba a punto de empujar la puerta para salir, la he oído decir:

—Es que... le he dicho que sí, Maica. Que iré.

Aunque la cara que he encontrado reflejada en el cristal de la puerta era la mía, los colmillos que he visto asomar entre mis labios eran los de la hermana viva de Nosferatu.

Palma extendida sobre el cristal de la puerta. Empujón. Dos pasos adelante.

El aire ardiendo de la mañana me ha abofeteado desde la calle y he entendido entonces por qué los asesinatos se quintuplican en verano. Ni siquiera me he vuelto a contestar a Regina.

Anekke en plato frío

Cuando mi ex y no-padre de Chin-Zsé nos dejó por Anekke, la azafata holandesa de veintipocos años, experta en manchar sábanas ajenas, entendió —porque me conocía bien— que más le valía facilitar las cosas para que tuviéramos un divorcio fácil y renunció prácticamente a todo lo que podría haberme exigido, incluida Chin-Zsé. Se marchó por la puerta de atrás y se montó su nuevo nido con Anekke a pocas calles de casa. Curiosamente, desde el día en que firmamos el divorcio no he vuelto a verlo. Ni una sola vez. A ella sí. Me la he cruzado a veces por el barrio. Ahora tiene treinta y cinco y, por lo que he ido viendo, se ha convertido en una de esas azafatas holandesas con ojos que no dicen nada, sonrisa permanente y medias de descanso, casada con un piloto de cincuenta y cinco que seguramente andará por esos hoteles del mundo con sus colmillos de prejubilado en ristre, buscando renovar la carne que se lleva al plato. Es lo que tienen las cabras y sus maridos, que tiran al monte. Eso deberían saberlo en Holanda..., aunque no sé si allí conocerán el refrán...

* * *

—Una horchata. Muy fría.

Había pasado por el despacho a recoger unos papeles de camino a casa al regresar de la piscina y, cuando volví a bajar, era tal el calor que hacía en la calle que me metí en el Taller de Tapas que está justo delante a tomarme una horchata y a leer los periódicos, aprovechando que era sábado y nadie me esperaba. A esas horas de la mañana el bar estaba prácticamente vacío, salvo por la mesa que separaba la mía de la barra. Sentada de espaldas a mí, una cabeza rubia de mujer. En cuanto apareció el camarero con mi horchata, abrí el periódico y, como tengo por costumbre, empecé a leerlo por el final. No pude evitar una sonrisa divertida. La contra dedicaba una entrevista entera con foto a todo color a una filósofa-psicóloga-cantamañanas que había escrito un libro en el que enseñaba, palabras textuales, a «dar órdenes a las neuronas antes de comer para que sepan separar no solo lo que engorda de lo que no, sino también lo que activa el colesterol "bueno" y elimina "el malo"». La mujer, que debía de tener seiscientos años y se había dejado fotografiar con una especie de turbante de color dorado en todo lo alto y un parche negro que le tapaba el ojo izquierdo, no era otra que una de las contadas colegas de Rossi que consiguen sacarla de sus casillas. «Una majadera y una farsante, eso es lo que es», es lo más bonito que le he oído decir sobre Livia Grossman cada vez que alguien la menciona. La entrevista no tenía desperdicio, y el libro que promocionaba menos aún. En cuanto terminé de leer, quizá motivada por la «espiritualidad de la argentina», pasé directamente al horóscopo. Decía así:

> VIRGO (ella). Hoy deberías prestar atención a las conversaciones que te rodean. Se cerrarán círculos largamente pospuestos. Alguien te contará un secreto que te hará sentir bien. Quizá deberías darte un pequeño homenaje.

Cuando quise leer el horóscopo de Chin, o el que le toca al menos por la fecha que figura en su pasaporte, tuve que dejar de leer. La mujer que estaba sentada detrás de mí y que llevaba un par de minutos hablando discretamente por teléfono soltó de pronto una especie de ladrido-tos-sollozo seco y empezó a hablar en voz más alta.

—Prefiero decírtelo ahora —dijo. Y luego, con la voz un poco temblorosa, añadió—: Aunque sea por teléfono. Además, quizá sea mejor así.

Delante de mis ojos, la tabla con los horóscopos se nubló durante un instante. Intenté concentrarme de nuevo en Tauro (ella) y empecé a leer las veinticuatro horas que los astros auguraban a mi Chin, pero la voz de la mujer volvió a la carga, arrastrando con ella mi atención.

—Sí, estoy segura —siguió—. Ya no puedo más.

(Silencio).

Estuve a punto de coger el periódico y cambiarme de mesa. Entendí —porque, aunque parezca mentira, una sabe más por mujer que por abogada— que lo que se avecinaba era una de esas tormentas que yo estaba harta de oír, ver y sufrir en el despacho, y no me apetecía nada el episodio. Maldije mi suerte.

—No, no es eso —volvió a la carga la chica—. Él no tiene nada que ver.

(Silencio).

—Ya te lo he dicho. Aunque él no hubiera aparecido, las cosas habrían terminado así. Hace tiempo que intento decírtelo, pero no hay manera de que me escuches.

(Silencio).

—No, no insistas. De verdad, no me lo pongas más difícil..., por favor...

(Silencio. Un par de suspiros).

—Pero es que no me estás escuchando. Ya te he dicho que da igual que Javier haya aparecido. Esto no tiene nada que ver con él.

(Silencio).

Casi me volví, tentada de cogerle el móvil y decirle al tonto que estaba al otro lado del teléfono que si yo había entendido que Javier no tenía nada que ver, por qué —¡Oh, señor!— él no. ¿Y por qué, ya de paso, elegían esa hora del día y ese café en particular para dejarse? ¿Y yo? ¿Y el bien común?

—No grites, por favor.

(Silencio).

—No, no te estoy tomando por idiota. No digas eso. Lo que quiero que entiendas es que...

(Silencio).

—Cálmate, por favor. Y no me chilles.

«Cariño, te chilla porque sabe que te ha perdido. Siempre es así», pensé, intentando en vano concentrarme en la lectura.

(Silencio. Más suspiros entrecortados).

—¿Pero es que no entiendes que eso no cambia nada? ¿Cómo quieres que te diga que Javier...?

(Silencio).

Y dale con Javier. En ese instante, en la barra, uno de los camareros puso leche a calentar en la máquina de vapor y el ruido apagó la voz de la mujer, rompiendo el encanto del momento. Aunque eché atrás la cabeza todo lo que pude, me fue imposible seguir la conversación durante un minuto que se me hizo eterno. Cuando estaba a punto de levantarme y de saltar sobre el idiota del camarero y meterle el tubo de vapor por la boca, el ruido cesó de pronto y, entonces, en el silencio sepulcral que siguió al siseo del vapor, la mujer, que debía de estar intentando hacerse oír con aquel rugido infernal, soltó a voz en grito:

—¡Sí, sí, sí! ¡Me he acostado con él! ¡Claro que me he acostado con él! ¿Y qué esperabas? ¿Que me quedara en casa cosiendo calcetines mientras tú vas por ahí follándote a todas las niñas que se te sientan encima?

Silencio. Se hizo un silencio hueco que rebotó contra las paredes como una pelota llena de pólvora mientras los dos camareros se miraban, y a mi espalda oí que la mujer recogía algo de la mesa, apartaba la silla y se levantaba bruscamente. Luego noté que se acercaba a la barra y pedía la cuenta. Ruido de monedas y pasos que se aproximaron en mi dirección de camino hacia la salida. La mujer pasó por mi lado y, al llegar a la puerta, se volvió a mirarme durante un instante mientras yo tomaba mi último trago de horchata.

En cuanto nuestras miradas se cruzaron, la horchata se me fue por donde no debía y me salió a chorro por la nariz, empapando la servilleta. Los ojos de la mujer y los míos entrechocaron; los suyos glaciales.

Eran los ojos de Anekke, la Ensuciasábanas.

Y su futuro exmarido era —y sigue siendo, si ha sobrevivido al emotivo abandono telefónico a la holandesa de su azafata— el no-padre.

Tardé un par de segundos en reaccionar. Cuando por fin lo hice y pude cerrar la boca, me limpié la horchata de la barbilla, llamé al camarero y, en cuanto lo tuve a tiro, le dije con voz de homenaje:

—Le diré una cosa —fue lo primero que se me ocurrió soltarle—. La cabra tira al monte. Los cabrones también. Y los ex, más aún. Se lo digo yo, y créame, sé muy bien lo que digo.

El hombre, una especie de mohicano sin cresta, parpadeó desconcertado, miró su reloj con cara de vaya-mierda-por-qué-siempre-me-tocarán-a-mí-estas-chifladas-en-verano, y se rascó el pelo con una uña larga y triangular como una pirámide maya.

—Y ahora póngame una jarra de cerveza con alcohol y una ración de calamares. —El camarero inclinó la cabeza, pero no dijo nada. Mientras tomaba nota, me dejé envolver por una oleada de generosidad y de maravillosa sensación de venganza satisfecha, y añadí—: Y si quiere, sírvase una usted también. Invito yo.

Nunca me han gustado los aeropuertos, especialmente desde que terminé con el no-padre, y no por esa bobada de las despedidas. Mis cuarenta y nueve años de mujer premenopáusica me han enseñado que en algunos casos los aeropuertos son la semilla misma del mal, o lo que es lo mismo, el caldo de cultivo donde millones de azafatas recién caídas de sus cunas europeas contonean cadera y tanga para seducir en cabina a maridos pilotos que tarde o temprano terminarán por sentarse delante de ti en la mesa de un restaurante durante una cena con velas para anunciarte con cara de perro apaleado: «Tengo que confesarte algo, cariño».

¿Ca... riño?

Desde entonces, cada vez que piso un aeropuerto, veo mares de azafatas y pilotos por todas partes. Ellas, rubias, morenas, arrastrando un poco esos zapatitos baratos con suela de plástico para que se sepa que llegan, las deslumbrantes sonrisas mecánicas de malas de telenovela mexicana y los uniformes bien entallados. Siempre en grupo. Como las hienas.

Y ellos... Ellos recorren las salas de embarque como perros pastores, agrupando el rebaño de ovejitas mansas a las que no tardarán en clavarles el colmillo.

En fin. No sé si se ha entendido que no me sientan bien los aeropuertos.

* * *

—Pórtate bien, ¿vale?

Esas son las palabras mágicas que las madres, adoptivas o no, terminamos soltándoles a nuestras hijas, tengan cinco, diez o dieciséis años, cuando llega el final de una despedida y las vemos alejarse hacia el control de seguridad y saludarnos con la mano antes de pasar por esa máquina endemoniada que seguro que las llena de radiaciones y de los mil millones de bacterias que han dejado a su paso los turistas británicos que las han precedido. Y ese «pórtate bien» que yo he repetido un par de veces entre dientes mientras me temblaban las piernas y mi muñeca china se alejaba con el resto del grupo hacia el pasillo de cordones de seguridad quería ser en realidad otras preguntas, dudas y terrores que, con las prisas, no he podido formular. A saber:

1. ¿Qué voy a hacer sin ti, mi Chin?
2. ¿Cómo puedes dejarme aquí, cielo?
3. Prométeme que no permitirás que ninguno de esos quinceañeros hormonados de la residencia te ponga la mano encima ni para ayudarte a bajar del autobús, ¿sí, mi niña?
4. Y a esa demonia de Lucía ni agua. Ya sabes que no te conviene hablar español, así que tú con los ingleses. O mejor con los irlandeses, que, según he oído, son más amables y cariñosos. Bueno, no sé si lo de cariñosos es

recomendable. ¿Sabes qué? Mejor con nadie. Habla en clase y el resto del tiempo estudia, que en el fondo es a lo que vas. Total, mejor que no hagas amigos, porque seguro que después no vuelves a verlos y a ver si vamos a tener algún drama, hija.

5. Y no te olvides de tu madre, ¿sí? Ya sé, ya sé que soy muy pesada, pero como para tus cosas eres así de... de china y te expresas tan poco... cualquiera sabe, hija.

6. Y cuidadito con la monitora esa, la rubia. No te fíes. Se parece a la zor... a Anekke. Seguro que es holandesa y va todo el día perjudicada. Así que tú mejor con la otra, con la de aquí. Sí, Chini, que a las de aquí ya les tenemos la medida pillada.

7. Una última cosa, cielito. Es una tontería, pero como soy tu madre, tengo que decírtelo: si puedes evitarlo, no vayas a ninguna de esas fiestas donde se juntan todos esos... estudiantes y beben con embudos, y luego terminan en la cama y alguien cuelga las imágenes en YouTube y en TikTok, después resulta que no te acuerdas de lo que has hecho porque, claro, alguien te metió algo en el embudo —en el de plástico, quiero decir— y un tiempo después empiezan los mareos y los vómitos, y entonces la cosa se complica porque la amniocentesis sale mal y en el hospital el médico aparece por la puerta del quirófano y me dice: «Lo siento, señora Marín, pero su hija y los gemelos...».

Dios mío. Estoy fatal.

En fin, que Chin se ha ido y yo no he parado de escribirle mentalmente mensajes por WhatsApp con todas las cosas que ya no sé si le he dicho o si las he imaginado durante el trayecto en taxi de casa al aeropuerto mientras ella me decía adiós desde lejos, tan china y mona.

—Cualquiera diría que están encantadas de librarse de nosotras.

Esa ha sido Marta, alias la madre raquítica de Lucía, que, a última hora, ha cambiado de idea sin avisar y ha decidido mandar a su hija a Inglaterra, y que también ha venido al aeropuerto a despedir a su pequeño monstruo polidisfuncional. En su caso, para largarse a Ibiza con el novio ese de los polos azules con el cuello levantado.

Cuando las he visto en el aeropuerto, he estado a punto de dar media vuelta con Chin y volver a la parada de taxis, pero la monitora de las perlas y las manoletinas nos ha pillado al vuelo y ya no ha habido marcha atrás.

—Ah, quién pudiera volver a los dieciséis, ¿verdad? —ha insistido Marta con un guiño que ha querido ser cómplice y que a mí se me ha enquistado entre las costillas mientras veía desaparecer a mi Chin a lo lejos. He estado a punto de decirle que para qué quiere volver a los dieciséis si con las veces que se ha estirado la cara y el cuello parece una Barbie de doce años, pero no he tenido fuerzas. La ausencia de mi Chin empezaba a pesarme demasiado y la batería de relajantes musculares y de vitamina B que llevo tomándome desde ayer para controlar la neuralgia y los vértigos provocados por la contractura cervical tampoco han ayudado.

Marta me ha mirado con una sonrisa. No sé lo que habrá visto en mi mirada, la cuestión es que algo ha debido de leer en el brillo de mis ojos porque de pronto se ha acercado más a mí y me ha acariciado el brazo con su garra de buitra leonada.

—Venga, mujer. Solo será un mes —ha dicho con una voz de yo-que-soy-una-madre-sufridora-como-tú-y-que-ya-he-pasado-por-esto-antes-puedo-aconsejarte—. No te darás ni cuenta y la tendrás aquí de vuelta.

A nuestro lado, un grupito de azafatas de Transavia esperaban a alguien: rubias, altas y maquilladas como un batallón de geishas holandesas.

—La verdad es que debo confesarte que estoy encantada —ha proseguido Marta con tono de pija de confidencias—. Me encanta que Lucía viaje y aprenda a independizarse. Les hace muy bien socializar, conocer otras culturas..., ya sabes.

«No, no sé —he querido decirle—, no sé ni quiero saber. Lo que quiero es que mi Chin vuelva de ahí dentro y llamar a la Interpol para que suban al avión y arresten a tu pequeña delincuente por peligrosa y viciosa, antes de que siga haciéndole más daño a mi porcelana», pero ella no había terminado.

—Además, son dos niñas muy responsables. Ya me ha dicho Lucía que cuidará de Chin, así que puedes estar tranquila.

¿Cuidar de Chin? ¿De mi Chin? ¿La demonia comepastillas?

En ese momento el grupito de azafatas se ha echado a reír, supongo que de alguna estupidez en holandés sobre el precio de la mantequilla o sobre lo que ha subido el queso por culpa de la crisis y, presa de una repentina oleada de vértigo, me he hecho a un lado, toda odio en diagonal al suelo.

—Tú, por lo menos, con el montón de pastillas que debe de haberte robado tu hija del armario del baño para el viaje puedes estar tranquila. Seguro que como mínimo no te vuelve embarazada.

Marta ha retirado la mano. Mi vértigo ha desaparecido y he terminado de perfilar el comentario, herida y triste por el abandono de mi Chin y por las risas de las sin bragas rubias.

—No te entiendo —ha dicho Marta, llevándose al pendiente una mano de dedos como huesos de pollo.

—Pues que si lo que quieres decir es que tu hija, esa red social llena de los anticonceptivos que te roba del cuarto de baño y que se toma para almorzar en el colegio, es la que supuestamente va a cuidar de Chin, de MI Chin, es que tu contacto con la realidad es, cuanto menos, confuso, Marta.

Marta ha dado un par de pasos atrás. Pequeños.

—Y la próxima vez que decidas cambiar de planes y enviar a Lucía de vacaciones con Chin, avisa con un poco de anticipación, hazme el favor. Así me dará tiempo a contratar a un par de guardaespaldas para que viajen con ella.

Y dicho esto, le he dado la espalda y he echado a andar.

En cuanto he salido al calor de la calle, o como se llame lo que hay fuera del aeropuerto, me he apoyado contra el cristal, he sacado el iPhone del bolso y he llamado a Rossi. Cuando su voz de sacerdotisa de la nueva Iglesia de las Adoratrices del Sagrado Ahora ha terminado de anunciar que mi amiga no estaba disponible, le he dejado un mensaje en el contestador que sabía que entendería al pie de la letra:

«Rossi, cariño..., he sido una niña mala».

Luego he cogido un taxi, y cuando estaba a punto de llegar a casa, no he podido más y le he enviado un wasap a mi Chini.

Mamá ya te echa de menos, Chin.

Y segundos después, otro:

Nada de sexo oral, cielo. Ni del de broma.

Cerrado por vacaciones

La última vez que tuve relación directa con Francia fue en el año noventa y pocos en un hostal de la Costa Brava, con un parisino rubio como la cerveza llamado Patrick que servía copas en un chiringuito de la playa. Patrick salivaba como la Cibeles y cada vez que nos metíamos en la cama —que fueron muchas y muy seguidas durante esos días— me dejaba las orejas empapadas y me llamaba *ma petite* seiscientas veces por minuto, hasta que su *ma petite* se convertía en *oui, oui, oui,* y medio segundo después roncaba a mi lado con la misma cara de querubín huérfano que uno de *Los niños del coro,* pero en mayor. Después de esos días de playa, yo volví a Barcelona y él se marchó a París, yo enamorada y él francés. «Quiero ir a verte», le dije. «Te llamaré, *ma petite*», respondió. Estuve esperando noticias suyas durante meses, hasta que, al año siguiente, Diana, una compañera de la facultad de aquella época, pasó una Semana Santa en la costa y volvió «enamorada hasta las trancas de un pintor parisino que va a venirse a vivir conmigo a Barcelona en verano».

Sí. El bombón era Patrick, que, al parecer, tenía el síndrome de Noé, aunque en vez de acumular animales acumulaba chicas babeadas. La mala suerte fue que Diana se había quedado embarazada. Ni ella ni yo volvimos a saber de él.

Desde entonces, mi contacto con nuestros vecinos del norte se ha limitado al *brie*, a la *fondue* y a pasar a menudo por delante del Liceo Francés cuando me toca ir al colegio de Chin a alguna reunión de padres.

* * *

—¿Paramos aquí?

Mamá se está haciendo pis. Cada vez que ve una señal, ponga lo que ponga, suelta la misma pregunta, y yo me estoy poniendo a cien porque sé que cuando mamá dice: «Tengo pis» es igual a: «Tengo pis y me lo hago encima como no encuentre un baño AHORA MISMO», así que si no aparece pronto una gasolinera o una de esas zonas de descanso plagadas de rumanos escondidos tras los matorrales con cuchillos entre los dientes de oro que descuartizan a las meonas mayores de cincuenta con perro a bordo, voy a parar en la cuneta, voy a incrustarle a mamá el triángulo de emergencias en la cocorota y la voy a poner a hacer pipí con el culo al aire.

Si hace dos días alguien me hubiera dicho que hoy, 6 de agosto, estaría sentada al volante con Rossi en el asiento de al lado, mamá instalada detrás junto a Duna y con Nene tumbado sobre sus rodillas, me habría reído, y mucho, pero así son las cosas y así voy a tener que contárselas a mi Chin y a los nietos chinos que quizá me dé algún día cuando pueda volver a hablar con ella, porque sé que le gustará saber que mamá y la abu van a pasar unos días juntas.

O sea: tres mujeres, dos perros (uno en acogida temporal) y un Mercedes clase A automático en la autopista de La Jonquera rumbo a una casa rural situada en el valle del Lot.

—¿El valle del... Lot? ¿Y eso... dónde está? ¿Donde se inventó la lotería?

Eso fue anteayer, cuando llegué al despacho después de dejar a Chin en el aeropuerto y encima del escritorio me encontré un sobre con la reserva de la casa rural, un montón de fotografías del sitio con paisajes y demás, y las indicaciones del itinerario que Concha había sacado de Google para llegar hasta allí saliendo desde Barcelona. En cuanto tuve delante toda la información, se me congestionó el colon.

—El Lot es el río, Maica —fue la plácida respuesta de Concha—. Está entre la Dordoña y Cahors. Una zona maravillosa.

La miré como uno de esos abuelos que se quedan embobados delante de una obra en mitad de un descampado.

—Es... Francia, Concha.

Soltó una carcajada de esas contagiosas que le sacuden el cuerpo entero antes de hablar.

—Sí, Maica. Es Francia.

—No me gustan los franceses.

Concha suspiró por la nariz e inclinó la cabeza.

—Vamos, Maica, no todos los franceses son horribles. Seguro que hay de todo, como en todas partes.

Qué lista es mi secretaria. Tan conciliadora ella. Anoté mentalmente intentar que Rossi no aparezca tanto por el despacho. Es una mala influencia para Concha.

—Sí, en todas partes hay de todo —gruñí—, pero en Francia hay sobre todo franceses. Y no me gustan. Además, no se lavan. Y sueltan babas. Y ellas, bueno, ellas ni te cuento lo que sueltan.

Otra carcajada.

—Desde luego, cualquiera que te oiga hablar diría que estás llena de prejuicios. Parece mentira.

El comentario me sentó a cuerno quemado.

—¿Prejuicios? ¿Yo?

No dijo nada.

—Además, esta casa es muy grande para mí sola —refunfuñé mientras echaba una ojeada a las fotos—. Y este jardín tan... ¿verde? Seguro que llueve todo el día en el valle de la Lotería y tengo que estar metida en casa jugando al Trivial en francés con mi perra de talla XXL, comiendo queso y foie, incomunicada, sin conexión a internet y contando los días y las horas para volver, porque aquí nuestras clientas no paran de darse cuenta de que se han casado con el marido equivocado y la cola de futuras divorciadas que salen por la puerta de atrás de Tinder baja por la escalera hasta el portal. —Levanté los ojos hacia Concha y le dediqué una mirada suplicante—. No me hagas esto, Concha. Por favor.

—Deberías ir y lo sabes —sentenció con una voz firme de hermana mayor—. Te hará bien, hazme caso. Necesitas un respiro. —Y luego—: Todas lo necesitamos.

Nos miramos y por un momento estuve tentada de levantarme, abrazarme muy fuerte a ella y hundir la cara en sus pechos enormes como cuando era niña y me quedaba dormida abrazada a mamá mientras en la radio sonaban canciones de Abba y papá no había llegado todavía y estábamos a salvo de todo lo malo que había fuera, al otro lado de la vida.

—Lo que necesito es... Ya no sé lo que necesito, Concha.

—Pues como no lo sabes, haz caso a tu secretaria que te quiere bien y tómate esas vacaciones, anda.

Volví a ojear las fotos. La casa era preciosa y los paisajes también. Pero...

—No me veo con fuerzas ni con ganas para irme sola, la verdad.

Concha volvió a sonreír y apoyó la mano en la silla que tenía justo delante.

—No te preocupes por eso.

—¿Ah, no?

Negó con la cabeza.

—No —dijo—. No vas a ir sola.

Ceja arqueada. La mía.

—Me he tomado la libertad de organizarte un poco el viaje —aclaró.

—Ah.

—Tu madre y Rossi se han apuntado.

Tragué saliva.

—¿Apuntado, cómo?

—Bueno, digamos que las he invitado a acompañarte y a ellas el plan les ha hecho ilusión.

«Dios mío», pensé mientras intentaba calcular cuántas horas de vida despierta me esperaban en compañía de mamá Heidi y de mi amiga del alma, también conocida por su adicción a hacer de este mundo un gigantesco plató en el que da doscientos cincuenta consejos por segundo a diestro y siniestro sobre cómo hacer que tu vida sea mejor gracias a ella.

Siete días: 168 horas menos 8 horas de sueño diarias, un total de 112 horas juntas y despiertas. Más dos perros. Más no sé cuántos millones de franceses acechando en cada esquina.

De repente, me vi desde arriba convertida en Spider-Woman, apresando en una gran tela de araña a Concha y envolviéndola con ella para meterla luego en el armario de los abrigos y arrojarme de un salto por la ventana, alejándome colgada entre los edificios y perdiéndome, lejos, muy lejos, hacia...

¿Francia?

—Si no fueras mi secretaria, te denunciaría por... por haber abducido a mi Concha original y haberte convertido en la aliada del enemigo —dije por fin, derrotada. Ella soltó una carcajada que no me consoló demasiado, pero que me despojó definitivamente de mi traje de mujer araña, bajándome al suelo en un mal aterrizaje—. O sea, que está todo organizado. Es eso, ¿no?

Asintió.

—¿Y dices que la casa no tiene conexión a internet?

—No lo he dicho, pero así es, sí.

—Ya.

Apoyé los hombros en el escritorio y solté el aire por la nariz. Lo intenté por última vez.

—¿Y si no voy?

Concha retiró despacio la mano del respaldo de la silla, dio media vuelta y se dirigió hacia la puerta. Cuando ya se iba, dijo, sin volverse siquiera a mirarme:

—Deja aquí el iPhone del despacho y llévate solo el personal. A partir de pasado mañana he dado orden de que le asignen una nueva contraseña de acceso. No te servirá.

Segunda parte

Sorpresas, confesiones y otras urgencias

Turbulencias

Desde hace más de diez años no he faltado ni un solo día a mi sesión semanal con Lucila. Todos los miércoles a las dos me como una ensalada y una macedonia, me escabullo del despacho a la carrera y un cuarto de hora más tarde me tumbo en el diván durante cuarenta minutos exactos e intento con su ayuda ponerme un poco a tono y soltar lastre.

Sí, Lucila es mi analista. Y sí, Lucila es argentina.

En cuanto me tumbo, se sienta detrás de mí y va guiándome por las dificultades de mi mente turbulenta, ayudándome a desentrañar los acertijos que mi vida no deja de ponerme todas las semanas y que algunas veces me pillan torcida. Anteayer, cuando caí en la cuenta de que el viaje con mamá y con Rossi era real y de que me esperaban siete días de colonias con ellas, llamé a Lucila y le pedí una cita adicional. En cuanto me tumbé en el diván, le solté todo lo que me había dicho Concha sobre mi miedo a la aventura, mi pánico al descontrol y mi pavor encubierto a los hombres (lo de la menopausia y lo de mi terror a vivir cuatro semanas sin Chin ya lo habíamos tratado tres días antes).

Lucila me escuchó en silencio y, cuando terminé de descargar, se limitó a preguntar:

—¿Y vos? ¿Vos qué pensás?

Me di unos segundos antes de responder mientras una amenaza de sofoco pasaba de largo, apenas humedeciéndome el bigote.

—Que esas marranas están todas compinchadas, eso es lo que pienso —solté por fin, empezando a abanicarme—. Mamá, Rossi y Concha. Y que todo esto del viaje lo han organizado entre las tres y que se creen que soy idiota. Como si no las conociera.

—Ajá.

—Algo traman. Seguro.

—Ajá.

—Y la verdad, aunque parezca increíble, creo que la cabeza pensante de todo este plan es Rossi.

—Ajá.

—Sí, Rossi y su vena benefactora. Que si ahora quiere que escriba un diario, que si necesito entrar limpita a la menopausia, que si viajar es una experiencia simbólica... Seguro que ha convencido a mamá para que le haga los coros. Y a Concha no digamos: la tiene bailando en la palma de la mano.

—Ajá.

—Sí, es Rossi. Debe de haber tenido su crisis número seiscientos mil barra A300 con su... con el posadolescente pseudonovio culturista venezolano ese al que tiene en acogida y, en vez de decirlo, organiza un viaje para escurrir el bulto. Como si no la conociera.

—Ajá.

Me quedé en silencio. Cuando, instantes más tarde, quise volver a hablar, Lucila dijo desde atrás:

—Es la hora, Maica. Nos vemos en... dos semanas.

Lucila es como una de esas novelas de mil páginas en la que cada capítulo termina justo cuando parece que va a llegar lo mejor, dejándote enganchada hasta el capítulo siguiente. Igual que un novelón, pero mucho más cara. Antes de marcharme, hizo algo que no ha hecho en todos los años que llevo con ella: me dio un pequeño consejo.

—Lo del diario que te ha propuesto tu amiga Rossi no me parece ninguna tontería —me dijo en la puerta—. Quizá, ahora que tendrás tiempo para vos, te ayude ver escritos tus miedos, tus rechazos y tus deseos, para variar, ¿no creés?

* * *

Pues sí. Al final Rossi se ha salido con la suya y aquí estoy, sitiada en la cama con Duna a un lado en el salón-comedor-cocina de la casa rural de marras, con una taza de té en la mano y el diario que Rossi me regaló sobre las piernas. Aprovechando que mamá y ella duermen la siesta en sus habitaciones, he pensado que quizá Rossi y Lucila tienen razón y tal vez me venga bien escribir un poco, sobre todo porque, sin wifi y sin datos, no tengo modo electrónico de conectarme al mundo y porque la única alternativa que se me ocurre es salir a dar un paseo con Duna, pero no ha parado de llover desde mediodía y he preferido quedarme un rato más en la cama, esperando a que escampe.

Sobre mis rodillas, la segunda página escrita del diario. Dice así:

Rignac, Francia, domingo 7 de agosto

Querido diario:

Aparte de sentirme como Allison, la prima de las mellizas O'Sullivan de la serie de libros de Enid Blyton, en la sala común del internado, después de haber jugado un partido de *lacrosse* y sin tarta de jengibre, se me ocurren dos cosas que, a ser posible, me gustaría borrar de mi vida antes de mi cumpleaños:

1. La primera son estas ganas de retorcerle el pescuezo a mamá cada vez que la pillo confabulando con Rossi o con Regina como niñatas de campamento. Y yo me pregunto: ¿tan ogro soy que tiene que hacer las cosas a escondidas como las hacía con papá? A veces me da la impresión de que, desde que él no está, he terminado ocupando su lugar y en muchos aspectos le hago de marido. O de padre... o de vigilante jurado, ya no sé.

2. La segunda es...: ¿seré capaz de dejar de mirar el iPhone como una posesa cada cinco segundos para ver si he recibido algún email, wasap o señal de Marte y convencerme de que NO tengo conexión a internet y de que mi Chin no me enviará nada si es que no se le ocurre que existen los SMS, y sé que eso no pasará porque creo que ni siquiera sabe lo que son? Sí, tengo mono electrónico. Y sufro.

PD. Tengo que acordarme de pedirle a Rossi que me aconseje sobre cómo soltarle a mamá que papá se casa, porque me conozco y sé que en una de estas se lo largo en el peor momento. Seguro que algo se le ocurre.

¿Que cómo es la casa?

La casa es rural, pero rural a la francesa. Piedra, madera, macizos de lavanda delante de la puerta y retratos antiguos por todas partes, además de telarañas varias, polvo acumulado sobre las lámparas y los muebles y colchones de espanto, cada uno a su manera. El de Rossi es de lana y huele a multitud. El de mamá es una especie de tatami tan duro que ayer, cuando dejó caer la bolsa de viaje encima, se le rompió un frasco de tónico del neceser; y el mío es una cosa blanda en la que te hundes y en la que cada diez minutos tienes que cambiar de postura para no terminar convertida en una de esas contorsionistas jíbaras del Circo del Sol, así que algo me dice que, si mamá Heidi y la señorita Rottenmeier siguen durmiendo tan mal como yo, habrá siesta a diario, como hoy. Seguro.

Aparte de los repetidos ataques de pis de mamá, el viaje hasta aquí transcurrió sin incidencias, sin incidencias mayores, quiero decir. Rossi se pasó parte del trayecto enchufada a su lista de Spotify, escuchando el último disco de cánticos de su lama tibetano —tibetano del Tíbet, no confundir con el que le toca el culo mientras medita con ella—, con los ojos cerrados y respirando por la boca en pequeños jadeos con cara de pez globo, mientras mamá no paraba de decir «ohhhhh, qué bonito» cada vez que aparecía un cartel en la autopista que señalaba una salida nueva o una gasolinera. Luego, cuando por fin dejamos atrás Toulouse y cogimos la autopista en dirección a Brive, se quedó dormida con la cabeza colgando hacia atrás y empezó a roncar de tal manera que tuve que poner un CD de Sabina para atenuar un poco las vibraciones que llegaban desde su asiento. Y así seguimos hasta que, a falta de unos cincuenta kilómetros para llegar a nuestra salida —la 55—, me di cuenta de que en el parabrisas delantero del coche tenía —y tengo— un golpe que me ha abierto un pequeño corte en el cristal.

Palpitaciones.

¿Un corte en el cristal?

Mientras Sabina cantaba eso de la falda muy corta, la lengua muy larga y la no sé qué muy algo, sentí que todos los pánicos del mundo se desataban sobre el parabrisas y empezaban a corretear a sus anchas por la luna delantera al tiempo que me veía ya con el cristal hecho añicos, como sé que le pasó a Concha una vez durante un viaje a Valencia en el que por poco no lo cuenta. Me percaté de que no sé qué hacer si me ocurre algo así en plena marcha —de hecho, por no saber, ni siquiera sé cambiar una rueda—, y entonces me imaginé intentando frenar sin ver nada, con Rossi y mamá en sus limbos particulares, abandonada de la mano de Dios en esas carreteras francesas llenas de camioneros que son todo odio y rencor y a los que se les afila el colmillo en cuanto ven una matrícula española, y luego vi a los bomberos franceses intentando rescatar mi cuerpo de entre un amasijo de hierros, y a mamá con un chichón en la cabeza diciéndole al agente de turno con esa sonrisa de disculpa tan suya de perdone-usted-que-le-hayamos-molestado-con-todo-este-alboroto: «*Oui, oui*, si es que ya se veía venir, mi hija trabajaba demasiado, el estrés, ya se sabe, pero, en fin, no se preocupe porque me queda otra y por lo menos los perros están bien, un accidente lo tiene cualquiera», y acto seguido vi el cementerio, un cementerio de esos franceses de pueblo que nadie visita nunca, y a la cobarde de Regina llamando a Chin y mintiéndole como una bellaca —«Preciosa, tu mamá ha tenido un accidente, pero no te preocupes porque está bien, ya verás como todo se arregla con un collarín y unas cuantas sesiones de fisioterapia, aunque quizá lleve un tiempo. De momento, tendrás que pasar una temporada en un centro, con unas monjitas que ya verás lo bien que te tratan porque, claro, en casa somos muchos, y tu abuela no está como para cuidar de ti, ya me entiendes, pero te queremos mucho, aunque no seas de la familia...»— y Rossi nerviosa en el cementerio porque no hacía más que sonarle el iPhone y tenía que volver a Barcelona para grabar su pódcast, sin dejar de mirar mi ataúd con cara de culo y soltando un par de lágrimas de esas suyas de cocodrila antes de dar media vuelta y alejarse con mamá, dejándome allí, sola en mi cajón, en ese cementerio abandonado con mi nombre en francés.

Mademoiselle Maicà Marín. RIP. (1974-2023).

En ese momento la voz de mamá tronó en el asiento trasero, haciéndome aterrizar de golpe en el coche desde el limbo del eterno sufrimiento.

—¡Es esta, es esta! —chilló—. ¡La 55!

Me llevé tal susto que pegué un volantazo, ganándome las bendiciones del camionero belga al que estaba adelantando por el carril central y enviando a Rossi y a sus mantras contra la ventanilla, mientras en el asiento de atrás mamá desaparecía del retrovisor debajo de Duna y Nene soltaba un chillido de murciélago.

—Pero, hija, ¿se puede saber qué...? —empezó a farfullar mamá.

A mi lado, Rossi se quitó los auriculares de las orejas y, frotándose la sien con cara de fastidio, la interrumpió:

—Quizá con un poco más de suavidad llegaríamos igual, ¿no te parece, tesoro?

Terminé de adelantar al belga de los tatuajes.

—Sois un par de demonias —les solté, furiosa—. Las dos.

Rossi parpadeó y yo cogí por los pelos la maldita salida 55, intentando normalizar la respiración.

—Dejarme enterrada aquí porque tienes que volver a grabar esa porquería de pódcast engañabobos con tus truquitos de falsa Maripili. Ya te vale —le gruñí. Y antes de que pudiera decir nada más, miré a mamá por el retrovisor—: Y tú... Ya hablaremos tú y yo, mamá. Mucho «mis niñas por aquí, mis niñas por allá», y cuando llega la hora de la verdad, abandonas a tu nieta como si la hubiéramos comprado en un todo a un euro.

No me entendieron, aunque tampoco hubo tiempo para más explicaciones. Minutos más tarde llegamos al pueblo y, bueno..., mamá empezó con una nueva entrega de sus dos mil «ohhhh, qué bonito» por minuto, y pasamos página. Estábamos tan agotadas y era tan tarde que, en cuanto dimos con la casa y nos instalamos, apenas tuvimos ganas de dar un paseo corto con los perros, encontrar cada una su habitación y desaparecer hasta la mañana siguiente.

Cuando hoy las he visto a la hora del desayuno, por poco he sido yo la que se ha hecho pis encima. Mamá ha aparecido con un pijama de felpa lleno de parejas de ositos de todos los tamaños y posturas: ositos abrazados, ositos jugando al corro de la patata, ositos sentados a un pupitre..., y encima de ese Yellowstone temático llevaba un albornoz blanco, regalo de Sarah y con un mensaje en la espalda que dice, en letras multicolor dentro de un corazón: «Yo no soy lesbiana, soy fluida». Cuando he querido decirle algo, ha aparecido Rossi y su entrada me ha reseteado el disco duro: camisón de algodón inmaculado hasta los tobillos con una especie de fruncido en la cintura y unos lazos brillantes en la espalda en forma de alitas de ángel. En los pies, chinelas blancas con suela de goma.

Mon dieu. De repente, me he visto desayunando con Josefina Bonaparte y la prima osa de Bruce Springsteen y he tenido que morderme la lengua para no ser crítica con ellas. «A fin de cuentas, estamos de vacaciones —he pensado—. Déjalas». Pero entonces Rossi se ha sentado a la mesa y me ha repasado con los ojos:

—Cielo —ha empezado, aclarándose la garganta—. ¿Siempre duermes así?

Me he mirado. ¿Así?

—¿Así cómo? —he preguntado.

—Pues así: en bragas y camiseta.

—Sí.

—Ah. —Ha vuelto a aclararse la garganta y mamá se ha arrebujado en el albornoz, bostezando—. ¿Y con tu ex también dormías así?

He hecho el esfuerzo de intentar recordar cómo dormía con el no-padre.

—Sí.

—Ajá.

—¿Ajá qué?

—Bueno, tesoro... —ha dicho, recorriendo la mesa vacía con los ojos—. No es una decisión muy inteligente que digamos.

¿Inteligente? He arqueado una ceja y he sentido un retortijón que las dos han oído. Duna ha levantado la cabeza.

—Ya sabes —ha aclarado Rossi—. Como bien dice Lobsang Tsing, el secreto de las relaciones duraderas no es saber identificarlas, sino aprender a conservarlas. —Y como si hablara con una mema, ha añadido, agitando la mano en el aire—: Es decir, alimentarlas.

Supongo que ha sido el hambre con la que me levanto por las mañanas, o la mala leche por haber dormido enroscada sobre mí misma como una cobra, o la combinación de ambas cosas. La cuestión es que oír en ayunas a Rossi insinuando que si Mario decidió dejarme, fue por algo que tuvo que ver con mi torpeza o con mis bragas y mis camisetas no ha ayudado a contenerme.

—¿Cuando dices «alimentarlas» quieres decir eso que haces tú con tu maravilloso novio venezolano de doce años que no distingue un semáforo de un chupachup?

Rossi ha tragado saliva y ha chasqueado la lengua. Tema espinoso. Y es que Rossi muy pocas veces habla de Franklin. No lo hace porque no tiene un pelo de tonta y porque, aunque yo nunca me haya manifestado con claridad sobre el asunto, y la escuche cuando se le escapa alguna confidencia ocasional, ella adivina lo que yo callo: a saber, que el tal Franklin —cuyo nombre real es Franklin Delano Che (sí, por Roosevelt y por Guevara)—, un musculoso de gimnasio venezolano de veinticinco años (dice ella) con antepasados vascos (dice él) que trabaja de socorrista de la playa de Castelldefels en verano (dice él) y que vegeta como un ficus benjamina envuelto en humo de marihuana durante el resto del año porque «aquí todo es muy difícil y los españoles ya se sabe», la chulea día sí y día también a cambio de comerle la oreja y otras cosas cuando a ella le apetece (dice ella) mientras ve pasar la vida con esos ojos de idiota que lo miran todo como una vaca delante de un tren de carga.

—Ay, Maica, hija. Desde luego, estás a la que salta —me ha dicho Rossi, arrugando los labios y poniendo los ojos en blanco—. Qué sensible.

En fin. Ahí ha quedado la cosa porque no he querido echar más leña al fuego y porque en ese momento mamá, que bostezaba sin parar como un hipopótamo en el fango, ha preguntado:

—¿Y el desayuno?

Rossi y yo la hemos mirado y me he temido lo peor.

—Supuestamente, eras tú la encargada de traer las cosas del desayuno, mamá.

Un bostezo más, seguido de un parpadeo.

—¿Yo?

He contado hasta diez para no matarla mientras los intestinos se me retorcían entre gruñidos y Rossi volvía a arrugar el morro. O sea: domingo, aldea francesa, coche con agujero en el parabrisas, cero comida y tres mujeres sentadas a la mesa vacía del desayuno con el colmillo suelto como las tres finalistas de *Supervivientes* mientras fuera llovía sin parar.

Duna ha levantado otra vez la cabeza, nos ha mirado y ha soltado un suspiro de aburrimiento.

—Quizá deberíamos vestirnos y salir a buscar un sitio donde poder desayunar algo, ¿no? —ha sugerido Rossi con una sonrisa conciliadora mientras mamá asentía con la cabeza sin atreverse a mirarme.

Fuera, ha sonado un trueno que ha hecho vibrar los cristales y hemos visto desaparecer a Nene debajo de mi cama con un chillido de vieja.

Media hora más tarde, ya duchadas y vestidas, hemos salido a explorar.

Bonjour tristesse.

Consejos y apuntes

«Todas tenemos nuestros pequeños secretos». Esa es una de las frases favoritas de Rossi, o al menos una de las que, con voz de adolescente inocente y una encantadora sonrisa de ángel renacentista, suelta para salir del paso siempre que se enfrenta a alguna pregunta comprometida a evitar. La cuestión es que Rossi sabe muy bien de lo que habla cuando habla de secretos. De los propios, quiero decir.

Rossi Mandrini es, en realidad, Rosario Trinidad Manchón Cano, nacida en Don Benito, provincia de Badajoz, en 1980. Sus padres, Josefa y Antonio, emigraron a Barcelona dos años más tarde para trabajar en una portería del Eixample. Rossi estudió becada en las monjas y luego empezó Magisterio, pero lo dejó a mitad de carrera y se puso a trabajar de secretaria de un psicólogo. Ahí estuvo unos cuantos años, enrollada con su jefe, un hombre casado que nunca tuvo en mente dejar de estarlo, hasta que, como todo se pega, después de tanto roce con los pacientes y de haber aprovechado las horas muertas terminando la carrera por la UNED, se le ocurrió escribir un libro de autoayuda a lo Louise Hay, con un montón de recetas psicológicas de urgencia para secretarias sin dirección que tituló *Sé mujer y no mires con quién*, que la catapultó al número uno de las listas de ventas y que, por consejo de su editora, firmó como Rossi Mandrini. Con el éxito, dejó de atender el teléfono y de bajarle los pantalones al cerdo del terapeuta y, aprovechando que sus padres habían renunciado a la portería para volver al pueblo y que prácticamente no quedaba nadie en Barcelona que pudiera meterla en demasiados problemas, aceptó primero una colaboración fija en un programa nocturno de la COPE, en el que se ganó a un público tan fiel como insomne, antes de enterrar definitivamente a Rosario y sus orígenes de hija de porteros y dar el salto a la televisión.

No me enteré de que Rossi era Rosario hasta un par de años después de nuestro primer encuentro, cuando ya éramos buenas amigas. Y lo supe por una simple coincidencia de esas que, tarde o temprano, han de llegar: llevé el divorcio de la hija del dueño de la finca en la que Rossi se había criado con sus padres, atendiendo en la portería. Un día que vino a acompañarme al bufete después de haber comido juntas, ella y Bibiana Fuster —la susodicha hija del propietario— se cruzaron en el *hall* del despacho y, en cuanto Bibiana pasó a verme, me lo contó todo. Cuando un par de días más tarde coincidí con Rossi en la radio y le pedí explicaciones, se encogió de hombros y, abriendo los ojos como una niña pillada en falta, dijo:

—Pensaba decírtelo, tesoro.

—¿Ah, sí? ¿Cuándo? —troné, furiosa—. ¿Cuando vengas a verme a la residencia para cambiarme el pañal? Venga ya.

Estuvimos casi medio año sin hablarnos. Pero, claro, Rossi es Rossi y yo soy yo, y ese silencio no podía durar. El día que «nos retomamos», como ella lo llama, hizo un amago de disculparse o, al menos, así quise verlo yo. Me cogió la mano, sonrió con cara de «Rossi ha vuelto, oh, bendita sea en su inmensa gloria», y dijo:

—Qué maravilla haber puesto mi granito de arena para que hayas podido aparcar el rencor y convertirte en mejor persona, ¿verdad, cielo?

* * *

La primera parada del día ha sido Souillac, una especie de pueblo deprimido con un casco antiguo precioso y una impresionante catedral bizantina, aunque eran las diez y todas las tiendas estaban cerradas, con excepción de una cafetería con bombillas y clientes de bajo consumo donde por fin hemos desayunado unos cruasanes y unos cafés con leche horribles. De ahí hemos seguido hacia el este, un poco sin rumbo fijo, pasando por una serie de pequeños núcleos preciosos con nombres como Loubressac, Cardaillac, Figeac...

—Ay, no sé, chicas —ha empezado Rossi a media mañana mientras nos dábamos un respiro de tanto pueblo, tanta lluvia y tanta iglesia en una crepería de Cardaillac—. A mí, esto de que todos los pueblos se llamen así me parece muy pero que muy significativo.

Mamá ni siquiera la ha mirado. Estaba totalmente concentrada en su segundo *crêpe* de chocolate negro, chantillí y nueces. Se ha limitado a asentir con la cabeza como hace cuando lo que se dice a su alrededor le importa un bledo.

—¿Significativo? —He cometido el error de preguntar.

—Ya sabes, tesoro —ha respondido ella con esa voz suave y engolada de vendedora de tuppersex—. Los nombres tienen su importancia.

—Sí, Rossi. Pero... ¿qué es exactamente lo que les pasa a estos nombres?

—Pues que no sé si os habréis dado cuenta, chicas, pero todos suenan a... «catacrac», y eso seguro que tiene alguna explicación. Quiero decir que..., en fin, que seguro que no es muy yinyang.

¿Yinyang?

Mamá ha vuelto a asentir con la cabeza y ha masticado, cerrando los ojos y murmurando algo parecido a «mmm, mmm».

La hemos mirado, Rossi y yo, quiero decir. Ella ha seguido masticando hasta que se ha dado cuenta de que ocurría algo y ha levantado la vista. Al ver que quizá esperábamos una intervención más elaborada, se ha limpiado el chocolate del bigote con la servilleta.

—¿Chinchón, dices? —ha soltado—. Ay, cuánta razón, Rossi, hija —ha continuado, enseñando unos dientes negros salpicados de pequeños tropezones de nueces—. Un aire a Chinchón sí que tiene esto. Son nombres muy... telúricos, ¿no te parece?

¿Telúricos?

La palabra «telúrico» en boca de mamá ha sonado como si de repente Enrique VIII se hubiera levantado de la tumba y hubiera dicho «empatía». He tenido que morderme la lengua, aunque no ha hecho mucha falta, porque ella, al ver que tenía toda nuestra atención, ha decidido hundirse en aguas más cenagosas.

—Deben de ser nombres en francés antiguo que seguro que para ellos tienen un sentido oculto, claro —ha dicho, y al vernos la cara de alucinadas, lo ha arreglado—: O cosas de la prehistoria, ya sabéis, cosillas como esas que dicen los niños cuando empiezan a hablar, como... como... —Se ha quedado pensativa y un par de segundos después ha agitado la cuchara en el aire, rociando de chocolate toda la mesa—. Como... «hagocac».

—Muy telúrico, Leticia —ha sido el comentario de Rossi, que no ha podido aguantarse la risa. Yo la he imitado. Al vernos reír a dúo, mamá se ha iluminado, feliz como una perdiz, y antes de que pudiéramos decir nada, ha añadido, recorriendo la crepería con los ojos:

—Qué bonito es esto, ¿verdad?

Después de comer, hemos vuelto a casa y, tras una buena siesta, hemos dado un largo paseo con los perros por los bosques que rodean nuestra pequeña aldea. Antes de cenar, nos hemos dedicado a estudiar todos los folletos sobre las mil y una excursiones para turistas que hemos encontrado en un cajón del salón junto con un papel forrado en plástico en el que aparecen los nombres y teléfonos de los servicios de primera necesidad, como el veterinario, la policía y el médico rural, cuyo nombre nos ha sorprendido.

—Aquí dice: «Jean-Claude Martín» —ha leído mamá—. Y luego, entre paréntesis, pone: «*L'Espagnol*».

—¿*L'Espagnol*?

—Sí.

—Qué raro, ¿no?

Mamá se ha encogido de hombros y Rossi y yo nos hemos olvidado enseguida del detalle. Luego hemos cenado y mamá se ha acostado pronto, dejándonos solas, cosa que he aprovechado para pillar por banda a Rossi y pedirle que me aconseje sobre cuál es la mejor manera de soltarle a mamá lo de la boda de papá con Eva la Sevillana.

Tiradas las dos en el sofá, Rossi se ha puesto en situación, ha inspirado hondo por la nariz, se ha llevado el dedo a la sien y, después de una larga pausa dramática, ha dicho:

—Pues verás, tesoro, lo que yo te aconsejo, y es la Rossi profesional, no la Rossi amiga, la que te habla, es que... se lo digas con cuidado.

—Ya, Rossi. Hasta ahí llego, gracias —le he dicho entre dientes—. ¿Algún consejo más... profesional?

Me ha sonreído como si yo fuera idiota.

—Sí, cielo. Leticia es una mujer mayor y muy sensible, y quizá la noticia la afecte mucho más de lo que puedes prever. Yo, en tu lugar, esperaría a encontrar el momento adecuado.

«Dios mío —he pensado, mordiéndome el labio y acariciando a Duna, que enseguida se ha puesto panza arriba con las patas estiradas—, perdóname, porque creo que voy a estrangular a mi mejor amiga dentro de tres segundos y encima voy a disfrutar viendo cómo su cerebro de mosquito se esparce a mis pies».

—Y el lugar idóneo, claro —ha añadido, arrugando un poco los labios.

No la he estrangulado. En vez de eso, le he ladrado:

—Eso lo debes de haber leído en algún estudio publicado por el Departamento de Billar Hindú de la Universidad de Saturno, ¿verdad, doc-to-ra Rossi?

Como es habitual en ella, no me ha hecho ni caso.

—Lo que quiero que entiendas es que, como dice Bing Xia-Fong, que, aunque ella no lo admitirá jamás, es el verdadero maestro de Marie Kondo, «las verdades tienen su *feng shui*», es decir, que no es lo mismo confesar una verdad mirando al norte que hacerlo mirando al sureste, ni en una habitación con las esquinas desnudas que en un parque con flores de loto flotando en el estanque romboidal de la...

—¡Cierra la boca, Rossi!

Ha dado un respingo y se ha sonrojado, visiblemente ofendida, antes de replicar:

—Desde luego, hay que ver el mal talante que tienes a veces. Menos mal que confío ciegamente en mis conocimientos, porque cualquiera te entiende. Primero preguntas y luego no quieres oír. Y eso no... —ha concluido negando con el dedo índice y chasqueando la lengua.

—Ya, bueno. O sea, que no tienes ni idea.

Rossi se ha levantado soltando un bufido de exasperación, ha dejado su taza de manzanilla en el fregadero y se ha ido hacia la puerta. Cuando iba a salir, se ha vuelto con el gesto torcido:

—Te perdono porque eres mi mejor amiga, porque sé que sufres, porque soy un ser empático y porque no hay nada peor que dar mensajes negativos a las células del cerebro antes de irnos a dormir. —Luego, al ver que yo seguía acariciando a Duna sin mirarla, ha rematado—: Leí, no me acuerdo dónde, que por eso Jack el Destripador mataba siempre al amanecer, porque leía novelas de terror antes de dormirse.

No he podido responder porque de pronto me ha dado un sofoco espantoso que un minuto más tarde me ha llevado de cabeza a la ducha.

Cuando he vuelto a la cama, he abierto el diario y he añadido una nueva entrada:

Rignac, Francia, lunes 8 de agosto

1. Hoy solo me he acordado dieciocho veces de que no tengo conexión a internet (por la mañana) y de que este par de inmundas siguen obedeciendo a rajatabla las órdenes de Concha y no hay manera humana de que pierdan sus móviles de vista y pueda echarles mano.

2. He tenido un par de sofocos cuando me he acordado de Chin y he estado a punto de llamarla once veces (más tres SMS no enviados).

3. He pasado cinco vergüenzas con mamá y he enviado dos SMS a Concha preguntando cómo van las cosas en la ofi. Cero respuesta. (Nota: si no me contesta mañana, la llamo y le digo cuatro verdades bien dichas).

4. Qué difícil es la maldita pesadilla del ayuno intermitente cuando ya no lo sigues y lo único que queda de él es el recuerdo intermitente de que, a lo mejor, ya que estoy de vacaciones, debería aprovechar para intentar retomarlo, aunque sea en modo simbólico. ¿Es que las dietas no tienen vacaciones?

5. Pase lo de los sofocos, lo de los desarreglos y los desajustes..., pasen muchas cosas..., pero lo de este engorde súbito de caderas y muslos del que me ha habla-

do mamá..., eso sí que es terrible. El marido barrigudo de la taxista tenía razón cuando daba gracias a Dios por no haber nacido mujer y haberse librado de la regla. Cuando la tenemos, son años de martirio, y cuando no la tenemos, nos ensanchamos como portaaviones, sudamos como gallinas y tenemos que empezar a vestirnos en Humana Senior. Eso, por no hablar de que los fabricantes de bragas siguen siendo hombres y lo que seca no está donde debería, sino más atrás, o sea, allí detrás.

6. No, hoy tampoco he matado a Rossi.

Canoas, un cinturón y una confesión

Aprendí a conducir tarde, hará unos cinco años. Hasta entonces me veía incapaz de sentarme al volante y concentrarme en todas esas palancas, retrovisores y pedales con solo dos manos y dos pies, por mucho que Rossi llevara tiempo intentando convencerme de que «si miles de millones de hombres son capaces de hacerlo, tú también, por Dios bendito».

No, no hubo manera. Incluso llegamos a intentarlo un par de domingos en el aparcamiento vacío de un Alcampo con su flamante Mini rojo, pero, más que mis dificultades para aprender, lo que quedó de manifiesto durante esos dos días fue que ella tiene mucha labia y menos paciencia de la que alardea. En cuanto me vio agarrar el cambio de marchas como si cogiera un micrófono y tirar de él a un lado y a otro sin pisar el embrague, se puso blanca y, conteniendo el horror, me siseó, mientras me apartaba la mano del cambio:

—Observo que tienes cierta rabia falocéntrica y compulsiva que quizá deberías tratarte antes de enfrentarte a un cambio de marchas. —La miré, bañada en sudor e intentando captar el mensaje entre mis doscientos cincuenta bloqueos, pero antes de que pudiera responder, añadió—: Con suavidad, pero con determinación, cielo.

Cómo se nota que hace tiempo que no cierras los dedos sobre algo... duro.

Algo en mí se rompió esa segunda tarde en el aparcamiento desierto. Bajé del coche dando un portazo tal que casi le quedó la puerta giratoria, la dejé allí con su faloterapia de choque y llamé a un taxi, dando las prácticas por finiquitadas y jurándome que nada ni nadie podría convencerme para que volviera a sentarme delante de un volante.

Dos semanas más tarde, cuando cruzaba la Gran Vía, uno de los coches que esperaba en el semáforo me tocó la bocina. Me acerqué. Era Luisa, una chica que había trabajado varios años en casa ayudando a mamá cuando yo era una cría. De pronto, mi memoria volvió a dibujar su retrato y me acordé de que Luisa era tan corta que ya en aquella época estaba convencida de que las monjas nacían así, monjas, porque cuando el padre de la susodicha «se beneficiaba» a la madre, no apuntaba bien y, según nos decía con expresión maravillada, «le mete el perno por el ombligo». Esa era la Luisa que yo conocí en mi infancia y, a juzgar por la sonrisa floja que le estropeó la cara mientras nos saludábamos, entendí que nada había cambiado en ella.

O sí.

Luisa conducía.

«Si Luisa puede, yo también», decidí. En cuanto volví al despacho, busqué al instante una autoescuela en la que supieran tratar un caso como el mío. Papá, socio fundador de la hermandad del Sagrado Simplismo, decía siempre que «para cada desorden existe una ecuación». La que encontré para el mío se llamaba Academia

Murcia. Era —y sigue siéndolo— la única autoescuela de la ciudad que ofrece el permiso de conducir para coches automáticos y está situada en un rincón perdido de la Zona Sur, no muy lejos de un descampado rodeado de garitos de gitanos donde duermen los coches y el par de camiones con los que trabaja la autoescuela.

El primer día que llegué al descampado, después de cambiar dos veces de autobús y de quince minutos de caminata a pie entre contenedores de mercancías y chabolas, subí al Opel Corsa con el letrero de la autoescuela en todo lo alto en el que algún vecino había pintarrajeado de negro el «auto» y el «cue» de autoescuela y había escrito una F encima de la M de Murcia, resumiendo el nombre de la academia en «Es La Furcia», y Ginés, el instructor, una especie de trol con dos lamparones en los sobacos, diente por medio y un cigarrillo mentolado colgándole de la boca, me plantó la mano en la pierna y me dijo con una sonrisa de galán de gasolinera:

—Vamos, encanto. Dale marcha.

Lo miré, bajé los ojos hacia la mano —que seguía sobre mi pierna—, se la cogí como lo habría hecho con una bayeta sucia y le dije entre dientes:

—El encanto es abogada y usted, un criminal. Si consigue que me saque el carné a la primera con solo veinte clases, se librará de seis años de condena en el módulo de violadores...

Con dieciocho tuve suficiente.

* * *

Los perros duermen en el suelo y mamá lee una revista sentada a la mesa con su taza de té en la mano. Ha sido un día tan intenso que me cuesta mantener los ojos abiertos, aunque me he prometido no irme a dormir sin haber escrito algo en el diario.

Empezaré por el principio. ¡Anoche por fin recibí la primera llamada de Chin! Casi se me salió el corazón por la boca cuando sonó el móvil y vi que era ella. No pudimos hablar mucho, porque, según me dijo, solo les dan un cuarto de hora para comunicarse con la familia y «en eso aquí son muy estrictos», puntualizó. De repente, se me erizó el pelo de la nuca. «¿En eso? Entonces... ¿en lo demás, no?». A punto estuve de soltarle un grito y de pedirle que me pasara a la directora del maldito antro al que la he mandado a estudiar inglés para exigirle que me explicara si lo que yo había contratado para mi pequeña porcelana Ming era un mes de inmersión «integral» en la lengua —es decir: cero conexión a redes, contacto supervisado y muy estricto con la familia y otras torturas varias— o un mes de perversión con la lengua y otras prácticas igualmente orales, pero me acordé del consejo de Rossi —«Sé natural, tesoro; Chin debe recibir una relajada respuesta eco-maternal que le haga entender que confías en ella y que la Maica madre encierra en su protector capullo de seda a la Maica amiga»— e intenté serenarme y aparentar ser una de esas madres equilibradas de catálogo de la revista *Madre Ahora* que hace a su hija adolescente las diez preguntas e intervenciones de rigor. A saber:

1. ¿Comes bien, hija?
2. ¿Has hecho muchos amigos? (Ay).

3. ¿Qué tal ese inglés? ¿Mejor?

4. ¿Qué tiempo os hace? ¿Frío? ¿Tanto?

5. ¿Te has acordado de meter en el neceser las pastillas de la alergia?

6. ¿Os han llevado de excursión a la ciudad? ¿Ah, sí? ¿También hay rebajas?

7. Nosotras lo estamos pasando genial, cariño. La casa es una monada y la abuela está encantada. Precioso, sí. Duna perfecta, un cielo.

8. Ay, sí, no sabes cuánto necesitaba tomarme unos días y relajarme un poco. Claro, Chin, las madres también necesitamos a veces unas vacaciones de nuestros hijos (risa nerviosa)...

9. Sí, ya me lo dijo Marta. Ah, ¿así que Lucía no está en la misma residencia que tú? (Gracias, Dios mío, gracias). Vaya. Qué lástima, ¿no?

10. Claro, cariño. Te llamo yo el viernes y, si por algo no pudiera, en algún momento del sábado. Sí, volvemos el domingo. ¡Mua! Cuídate y dale un beso a Lucía de mi parte, ¿quieres?

Cuando colgué, Rossi, que no se había despegado de mí ni un segundo, se puso a aplaudir como una mema y me plantó un par de besos.

—Has estado fantástica. ¿Lo ves como no cuesta tanto? —dijo, poniendo una tetera al fuego para celebrarlo.

Mientras ella preparaba las tazas, apoyé la cabeza en la pared, intentando controlar una oleada de vértigo XXL mientras rumiaba en silencio el inventario de las cosas que había conseguido callar. A saber:

1. ¿Cómo que compartes habitación con una holandesa? ¿Pero eso qué clase de sitio es? ¿Una residencia de estudiantes o un barco pirata? Vamos a ver, ¿no saben en ese... centro que las holandesas son las que menos bragas compran de toda la Unión Europea?

2. Oye, Chin, quiero entender que la cena de bienvenida fue..., ejem..., una cena y nada más. O sea: primero y segundo plato, postre y *good night*, ¿verdad, cariño?

3. Ah..., ¿así que la holandesa quiere ser misionera, dices? (Alabado sea el Señor). Ay, pobrecita. Tienes que cuidarla mucho, Chin. Seguro que es muy sensible y le viene muy bien hacerse amiga tuya. Sé buena y no te separes de ella, ¿me lo prometes, hija?

4. ¿Y a esa pequeña ninfómana desatada de Lucía ya le han requisado las pastillas y la han encerrado en alguna mazmorra con la madre de Harry Potter?

5. Dime, anda, ¿cuánto echas de menos a tu mami, Chini? A ver, a ver..., del nueve al diez...

6. Y claro, con tantas horas de estudio, no debéis de tener fuerzas ni ganas de mucha fiesta, ¿a que no, mi niña?

7. Oye, no creas que te lo digo por nada, pero ayer leí no sé dónde que en Inglaterra acaban de aprobar una ley sobre el consumo de drogas y alcohol entre los menores extranjeros. Sí, hija, ya sabes cómo son estos ingleses. Pues que consumir con menos de dieciocho años está penado con... con... buf... mejor no te lo cuento porque no quiero asustarte, cariño. Aunque, claro, ahora que lo pienso, eso a ti qué más te da, ¿no? Con lo sana que tú eres y el asco que te dan a ti todas esas porquerías...

8. Ah, no te lo vas a creer, pero desde que te fuiste no dejan de publicar noticias y descubrimientos científicos. Ya sabes que los científicos son así, cuando el mundo está de vacaciones, ellos a lo suyo... Sí, hija... Pues dice Rossi que el Departamento de Zoología Sexopática de la Universidad de Zacatecas ha descubierto que el sexo oral entre las razas asiáticas es altamente perjudicial para las adolescentes por no sé qué de las encías y de la mucosa o de la tráquea, ahora no me acuerdo. Pero qué digo perjudicial. Rossi dice que es... letal..., sí, cariño, como lo oyes, se les cae la piel a tiras y luego se les pudren los huesos hasta que..., en fin, qué terrible, ¿no?

9. Sí, cariño, estoy encantada de que estés allí porque sé que aprovecharás la experiencia y te hará mucho bien. Al fin y al cabo, ¿qué son treinta días? Nada. Pasarán volando. Ah, por cierto, estaba pensando que quizá podríamos aprovechar e irnos la semana que viene o la otra a Nueva York, así, de escapadita las dos, como tú querías. Unas rebajitas, unos musicales, Central Park, Beyoncé, Chinatown, *Sexo en Nueva York, Friends...* Ya sabes, esas tonterías... Pero no, desde luego, qué boba soy: cómo nos vamos a ir a Nueva York si a ti todavía te quedan más de tres semanas en la escuela, ¿verdad? Y claro, no irás a renunciar a lo que te queda por una triste semana en Nueva York con mamá y la chiflada de Sarah Jessica Parker y el tontorrón de Timothée Chalamet, nuestra Zendaya y... y Emma Stone, claro.

10. Duna se ha puesto enferma y ayer nos dijo la veterinaria del pueblo que necesita tener a su dueña con ella porque te añora demasiado y se está dejando morir lentamente de hambre y de pena, Chin. Sí, una especie

de autoeutanasia que se da en algunos perros adoptados, ya ves. No quería decírtelo, pero Rossi cree que es mejor así. Ahora mismo tengo a Duna aquí conmigo. ¿No oyes cómo llora? Pero si hasta parece que diga «Chin, ven. Chin, ven». Ay, hija, se me parte el alma viéndola así, tan escuálida y con esos ojos de sufrimiento, dejándose morir. ¿Qué se te ocurre que podríamos hacer?

En fin, que Rossi sirvió el té y yo sufrí en silencio mi desvarío hasta que por fin nos acostamos y casi tuve que atarme las manos con el cinturón del albornoz para no enviarle un SMS a Chin con todas mis dudas de madre ansiosa (y bajuna).

Pero eso, como he dicho, fue ayer. Hoy el sobresalto ha llegado en cuanto hemos salido a esas carreteras de Dios y, a pesar de mis vértigos y del dolor de ojo, me ha tocado a mí conducir porque Rossi insiste en que seguro que me viene bien no limitarme a conducir solo por autopista. Ella ha preferido ir detrás.

¿Que adónde íbamos?

A bajar en kayak por el río Dordoña. Bueno, a bajar ellas, mamá y Rossi, porque yo ya les dejé muy claro ayer, cuando mamá encontró el folleto de las canoas en el cajón del salón y Nene y Duna empezaron a salivar en cuanto vieron toda esa agua junta en las fotos, que lo del kayak estaba muy bien para niños, jóvenes y adolescentes, pero que nosotras —sobre todo mamá— ya tenemos una edad en la que ciertas cosas no proceden. Cuando terminé de hablar, mamá apartó los ojos del folleto y con cara de no haber oído una sola palabra de lo que yo acababa de decir, soltó:

—Qué bien lo vamos a pasar, ¿verdad, hija?

Desde la cocina, de espaldas a mí, oí responder a Rossi:

—Estupendamente, Leticia, ya lo verás.

Así que al llegar a Souillac, hemos cogido la carretera de Loubressac que pasa por Martel y desde allí nos hemos desviado hacia el río, siguiendo las indicaciones del mapa incluido en el folleto, y ha sido justo entonces, en cuanto hemos salido a la carretera principal, cuando un coche de gendarmes nos ha adelantado, echándonos un vistazo al pasar.

Segundos más tarde, estábamos paradas en el arcén: tres mujeres, dos perros y un destino. Cuando el agente se ha acercado y nos ha dicho no sé qué de «*la ceinture, madame*» con voz de «aquí el cuarto mosquetero ha pillado a tres pobres españolas con pinta de inocentes y estas pardillas se van a enterar», me he empapado entera con un sofocón y agente, parabrisas y paisaje han empezado a girar delante de mí como si me hubiera mordido el áspid de Cleopatra. El tipo ha insistido en su mensaje y ha señalado a mamá. Al volverme a mirarla, lo he entendido todo: mamá no llevaba puesto el cinturón de seguridad. Así de simple y así de... mamá.

¿Y qué ha hecho ella?

Pues hablar. Eso ha hecho.

Y ha llegado lo peor.

—*Ah, misié* —ha empezado con su sonrisa de ancianita buena—, *ye sui tre desolé.* —El agente la ha mirado con cara de aburrido, pero eso no ha impedido que mamá se gustara oyéndose hablar en francés, así que ha seguido a lo suyo, esta vez mezclando francés, catalán, español, portugués y lo que se ha inventado sobre la marcha—. *Ay, misié le gendarme* —ha proseguido, cogiendo carrerilla—, *es que, ecut, este cinturón de seguritè es tres estret y me fa mal, pero bocú de mal, y je suis very old y gordita, yes, because j'aime bocú el chocolá e icí, en la France, hay chocolá por tus le cotés, ¡chocolá, chocolá, chocolá!*

A mi lado, el gendarme, una especie de Louis de Funès con una cicatriz que le iba de la boca a la sien, se ha quitado las gafas y ni siquiera ha parpadeado, perplejo como estaba. Yo he torcido el cuello, intentando localizar a Rossi en el retrovisor. La he encontrado con la cabeza apoyada en el reposacabezas, con los ojos cerrados y los dedos metidos en las orejas.

—*Y alor* —se ha animado mamá—, *je sui inflé pur le chocolá, y si je me abroch el cintur, je tinc bocú de gas, pero bocú, y el cintur apriet y ye ne respire y alor pum, pum, pum... le gas terrible y les chien ne poden respirer y ¡this is l'inferno!*

Dios mío.

—*Y je tinc bocú de peur pasque si je ¡pum!, ma fille me fustig a la mesón et je sufro, et pur sa je ne m'abroch el cintur. ¿Se molt simple, non?*

El gendarme ha cerrado la boca, ha soltado entre dientes un «*mon Dieu*» susurrado y nos ha mirado durante unos segundos antes de coger el *walkie* del cinturón y retirarse unos metros del coche mientras el segundo agente esperaba más adelantado, jugando con el móvil. Por fin, mientras yo mataba a mamá con la mirada y le he siseado algo así como «ponte el jodido cinturón de seguridad o te voy a retorcer el pescuezo en cuanto estos dos se larguen», el gendarme ha terminado de susurrar en el *walkie,* se ha acercado y, agitando la mano con cara de fastidio, nos ha ladrado:

—*Allez!*

Unos quinientos metros más adelante he parado en un pequeño camino que salía de la carretera y se adentraba en un bosque de nogales. Me temblaban tanto las piernas que casi no acertaba a pisar los pedales y sudaba como una jíbara. Cuando me he vuelto hacia mamá con toda la caballería preparada, la he encontrado mirándome con esa sonrisa que se le pone siempre que se teme alguna bronca y, antes de dejarme hablar, ha dicho, quitándose el cinturón:

—Ay, hija. ¿Has visto qué bonito es esto?

Se me ha hinchado la vena.

—No te hagas la tonta, mamá, hazme el favor.

Ella ha chasqueado la lengua y ha seguido sonriendo.

—Yo creo que le has gustado —ha dicho, guiñándome el ojo. Rossi ha carraspeado en el asiento trasero y Nene ha bostezado—. Al gendarme, hija —ha explicado—. ¿No has visto cómo te miraba el escote?

Se me ha cerrado la mano sobre el cambio de marchas y se me han puesto los dedos blancos.

—¿Qué escote ni qué escote? No te hagas la graciosa, porque no estoy de humor. —Y antes de que dijera nada, he ladrado otra vez—: ¡Y ponte el maldito cinturón de seguridad de una vez!

Morro arrugado. Movimientos lentos con el cinturón. Mamá hablando entre dientes:

—Hay que ver, hija. Es que no se te puede decir nada. Saltas a la mínima, como tu padre.

Ay. En su política de escapismo, mamá tiene a veces la desafortunada capacidad de pulsar en mí un botón mágico que saca a pasear al demonio rabioso que llevo dentro. En el botón está escrito «no mencionar a papá». He saltado, envuelta en un nuevo sofoco que me ha empapado los sobacos.

—Ni se te ocurra compararme con el sinvergüenza de papá porque te bajas ahora mismo y vuelves andando, ¿entendido?

—¿Ves como no se te puede decir nada, hija? Ya lo dice tu hermana. Mira qué genio te sale. Si es que eres clavadita... —Se ha callado cuando me ha visto los ojos con los que la miraba y se ha encogido en el asiento, pero no ha podido evitar añadir, en voz más baja—: Además, no me gusta que hables así de tu padre, Maica. No está bien.

He respirado hondo antes de volver a hablar.

—No, mamá, lo que no está bien es que, después de todo lo que te ha hecho, sigas defendiéndole como una idiota.

—Yo no lo defiendo.

—Sí que lo haces. Y dice muy poco de ti que defiendas a alguien que se ha fundido todo tu dinero y te ha dejado después en la calle con ochenta miserables euros de pensión porque sabía que tú ibas a decir amén a lo que él te propusiera. —Mamá ha girado la cabeza hacia la ventanilla y yo he cerrado las manos sobre el volante, al tiempo que murmuraba—: Un demonio de hombre, eso es lo que nos hemos quitado de encima.

Sin volverse, la he oído hablar.

—No digas eso. Tu padre será muchas cosas, pero no es mala persona, Maica.

Y la vena que se me ha vuelto a hinchar.

—¿Ah, no? —he saltado, toda babas—. ¿Y cómo llamas a un hombre que después de haber desaparecido durante cinco años porque dice que no queremos verle feliz llama a la boba de Regina para decirle que se casa y que quiere invitarla a su boda, a ella, a sus hijitos rubios, al cretino de su marido y a sus suegros toledanos? ¿Eh? ¿Cómo le llamas tú a eso?

Mamá se ha vuelto despacio, casi a cámara lenta, al tiempo que he sentido que desde atrás la mano de Rossi se posaba sobre mi hombro.

—Ay, hija...

En ese momento, al oír la frase no formulada de mamá colgando sobre el vacío, he entendido que he dicho lo que he dicho y se me ha caído el mundo encima. Justo lo que la doctora Rossi había recomendado: el lugar idóneo, el momento justo y el tono adecuado. Mierda. Un bingo en toda regla. El especial de la noche, vamos.

La mano se ha cerrado sobre mi hombro y yo he querido que me tragara la tierra. Para variar, Maica la metepatas ha hablado más de la cuenta, sacando a pasear su lengua-escoba donde menos conviene por culpa de un calentón. La mirada de mamá me ha partido el alma.

—Ay, hija... —ha repetido con una sonrisa forzada.

He tragado saliva, sin saber qué decir, y ella ha bajado la cabeza.

—Mamá, no quería decirt...

—Desde luego, pobre Regina —me ha interrumpido con un par de suspiros de fingido pesar—. Hay que ver, imagínate el papelón. Tener que ir a la boda con sus suegros. Con lo mal que se lleva con ellos.

Se me han erizado las orejas como a un dóberman. ¿Sus suegros? ¿Regina? He mirado a Rossi por el retrovisor, pero solo he visto parte de su pelo rojo asomando entre los asientos. Y entonces lo he entendido todo: mamá sabía lo de papá y lo de la boda porque la tarada de Regina debió de contárselo en cuanto habló conmigo, confabulando las dos a mis espaldas como lo hacen siempre, como dos niñas jugando a los secretitos, de espaldas al ogro de... Maica.

«Par de zorras», es lo único que se me ha ocurrido pensar justo en el momento en que hemos oído un bocinazo y a mi lado la cara sebosa de Louis de Funès me ha gritado desde la ventanilla bajada de su coche, que acababa de detenerse junto al nuestro:

—*Allez! Allez!*

Así que eso es lo que hemos hecho. Seguir en silencio hasta el puesto de kayaks del río, donde nos han informado de que nanai de canoas para las españolas porque hay que pedir plaza por adelantado, así que hemos hecho una reserva para mañana y hemos vuelto a casa dando un enorme rodeo por un montón de pueblos llamados no-sé-qué-ac que a mí me han ido sonando a Reginac, Mamac, Yolasmatoac, Estoyhartac, mientras no he parado de echar fuego por la nariz como un dragón de Komodo y mamá multiplicaba por diez sus rosarios de «ohhhhh, qué bonito» en cada curva, plaza y señal del camino.

En fin, que, como diría Rossi, no ha sido un día muy *feng shui*.

Hace un rato, mamá y ella tomaban un té sentadas a la mesa de la cocina y yo me he instalado en el sofá y he abierto el diario para hacer los deberes y escribir algo que pueda quemar el día de mi cumpleaños. Cuando he apoyado el boli sobre el papel, ha llegado la pregunta de mamá.

—Oye, Maica —ha empezado con cara de vaca que rumia en un campo de alfalfa—, ¿de verdad crees que a nosotras papá no nos invitará a la boda?

He respirado hondo, he apretado con fuerza el boli contra el papel y me he puesto a garabatear como si me hubiera poseído el espíritu de Neruda:

> ¿Por qué a mí? ¿Por qué a mí? ¿Por qué a mí? ¿Por qué a mí? ¿Por qué a mí? ¿Por qué a mí? ¿Por qué a mí? ¿Por qué a mí? ¿Por qué a mí? ¿Por qué a mí? ¿Por qué a mí? ¿Por qué a mí? ¿Por qué a mí? ¿Por qué a mí? ¿Por qué a mí?

Maillots, deportes de riesgo y un resfriado

«Alonsista y Alcarazista, pero, por encima de todo, Saulista». Eso es lo que oí que mamá le confesaba hace ya un tiempo a Evelyn, la chica panameña que le vende los *tupperware* a pares porque tiene tres hijos en su tierra a los que hace años que no ve y a mamá le da tanta pena que, si no fuera porque Regina y yo hemos conseguido estar siempre presentes durante esas visitas, ya le habría dado de alta en la Seguridad Social. Evelyn miró a mamá como si le hubieran dicho que Trump es el nombre de una marca de calzoncillos y sonrió. Yo no pude callarme.

—¿Saulista? ¿Se puede saber qué es eso, mamá?

Mamá puso los ojos en blanco con cara de pobrecita-mi-niña-hay-que-ver-la-paciencia-que-tengo-que-tener-con-ella, y respondió:

—Saulistas somos las fans de Saúl Craviotto, hija. —Y al ver que ni Evelyn ni yo la seguíamos, añadió, ufana—: Saúl Craviotto, el campeón olímpico de piragüismo.

Me costó cerrar la boca.

Cuando se lo comenté a Regina, no pareció sorprendida.

—Ah, pero ¿no sabías lo de mamá y el piragüismo? Está como loca con los piragüistas. Tía Silvia y ella no se pierden una carrera en Eurosport.

Tía Silvia, claro. Tendría que haberlo imaginado. Como también tendría que haber imaginado que, con tía Silvia de por medio, la cuestión no quedaría en una simple afición por sentarse las dos a ver músculos de hombre en movimiento cada cierto tiempo mientras disfrutaban de una Coca-Cola y un par de bolsas de magdalenas delante de la megapantalla de plasma de tía Silvia.

No, claro. Eso no podía ser suficiente.

Poco después, mamá hizo oficial el anuncio que tanto Regina como yo habíamos empezado a temer: apareció a merendar en casa cargada con una bolsa tamaño XXL de la que sacó con una sonrisa feliz un montón de calcetines y camisetas y un maillot de piragüista. Rosa.

—Tía Silvia y yo nos hemos apuntado a unas clases de piragüismo en el canal olímpico de Castelldefels —anunció. Y poniéndose el mono por encima de la camisa, suspiró, encantada—: ¿A que es una preciosidad?

Regina y yo optamos por no decir nada. Conociendo como conocemos a mamá y a tía Silvia, entendimos que el capricho duraría lo mismo que había durado el curso de Photoshop, las clases de abrazoterapia y el seminario de acompañamiento en la muerte para mascotas de menos de seis kilos que durante los últimos meses las dos habían empezado y habían abandonado a los pocos días.

—Déjala —me dijo Regina mientras mamá iba al lavabo antes de marcharnos—. Total, en menos de un mes se habrá cansado. Además, ¿qué daño hace la pobre?

Nos equivocamos. Mamá le cogió cariño al remo y tía Silvia al instructor, un vasco llamado Xuvan que, según nos dijo un día —y son palabras textuales—: «Me tiene absolutamente entregada a su aura de campeón y a su fascinante karma de hombre básico», o lo que es lo mismo: la vuelve del revés cada vez que lo ve bajar al canal con sus camisetas de tirantes y el calzón negro de licra apretándole las patorras de cromañón que tiene (al parecer, por lo que las dos bandidas se ríen cuando hablan de Xuvan, eso no es lo único que ha heredado de los cromañones).

El resultado es que hace ya un par de años que dura la cosa y, a lo tonto, tía Silvia se ha convertido en una auténtica especialista en chuletón vasco y mamá en piragüismo, y su héroe es Saúl Craviotto, de quien tiene un póster del tamaño del *Guernica* en el salón, firmado por él. Más aún, todos los 3 de noviembre, mamá le envía una postal en la que aparece ella con su maillot rosa de faena y el remo en todo lo alto como una auténtica campeona para felicitarle el cumpleaños.

En fin, que a mamá le das un río y empieza a salivar como un golden retriever, eso es lo que pasa.

* * *

Y yo me pregunto: ¿cómo es posible que una semana de vacaciones supuestamente dedicadas al descanso y al relax dé para tantos... sobresaltos?

Finalmente, mamá se salió con la suya y ayer hubo sesión de kayak. Por la mañana las dejé a ella y a Rossi en el embarcadero y bajé dando un paseo por la orilla del río con Duna y con Nene, disfrutando del paisaje y del silencio hasta que minutos más tarde oí gritar a mi espalda:

—¡Yujuuuu! ¡Yujuuu! ¡Maicaaa!

Cuando giré la cabeza, las vi deslizarse despacio por la zona central del río, mamá instalada en el asiento delantero con su maillot rosa y el casco a juego y Rossi incrustada detrás, con las rodillas contra la barbilla, un casco amarillo modelo cacerola que le tapaba la cabeza hasta la nariz e intentando mover el remo al gracioso ritmo de mamá, aunque al revés, porque Rossi puede tener muchas virtudes, pero coordinada, lo que se dice coordinada, no es, y si no que se lo pregunten a Virgin. En fin, que mamá estaba radiante. En cuanto me vio, levantó el remo para saludar y la canoa se zarandeó de tal modo que Rossi soltó un chillido de pánico desde debajo de la cacerola amarilla y a mí por poco se me cae el pelo del susto, pero mamá reequilibró con mano experta la bañera de plástico rojo y finalmente se alejaron río abajo. A mi lado, Nene ladraba desconsolado viendo a mamá en el agua y Duna nadaba cerca de la orilla, enloquecida de felicidad con tanto pez rozándole las patas.

Un par de horas más tarde, refugiada con los dos perros en el pequeño chiringuito del embarcadero, las vi volver a bordo del orinal rojo de su larga excursión. Mamá iba calada hasta los huesos porque en la última media hora el cielo había dejado caer lo que no estaba en los escritos y la muy lista se había olvidado la bolsa con el impermeable y la ropa de recambio en su habitación, así que tuvo que esperar a llegar a casa para ducharse y cambiarse antes de comer. Por la tarde, después de la siesta, empezó a encontrarse rara.

—Me pica un poco la garganta —confesó con voz de niña arrepentida, bajando los ojos cuando le pregunté si le pasaba algo.

En cuanto la oí toser, supe que algo empezaba a no ir bien y tuve que morderme la lengua para no echarle la bronca que llevaba callándome desde por la mañana, porque la experiencia me ha enseñado que con ella lo de las broncas es, como bien dice nuestra doctora Rossi, «energía disipada entre nubes de emocionalidad mal enfocada», o lo que es lo mismo: perder el tiempo. Así que a tragar quina se ha dicho y a fingir que no pasaba nada mientras salíamos a dar el paseo de la tarde con los perros hasta el cementerio.

Cuando cruzábamos el jardín que rodea la iglesia, Rossi se detuvo delante de la puerta de roble de la pequeña edificación románica a leer un cartel que alguien había pegado con celo a la madera.

—Ah, un concierto —leyó en voz alta—. A ver, a ver... Mmm... *Concert à l'église de Saint Victor, Rignac.* Dúo La Belle Parole. Clothilde Subercasseaux, soprano, y Mathias Dupont, chelo. Mmm..., qué buena pinta —masculló, todavía de espaldas. Y añadió—: Lástima, no estaremos aquí. Es el viernes de la semana que viene.

Por toda respuesta mamá soltó una tos de perro con la que asustó a Nene. Luego dijo, abanicándose con la mano:

—Qué calor de repente, ¿no?

No, no hacía calor.

* * *

—Volveré esta noche —ha dicho Jean-Claude, alias *l'Espagnol,* en su castellano metálico y perfecto, cogiendo su maletín de médico y estrechándome la mano con una sonrisa que ha querido ser tranquilizadora. Luego, antes de salir, ha añadido—: Si la fiebre no baja en las próximas horas, llámeme. Vivo a un par de minutos de aquí, a unos doscientos metros. En la casa que está al pie de la colina.

Pues sí: el extraño calor de mamá ha encontrado su explicación esta mañana, cuando he entrado a su habitación a despertarla después de que a Rossi y a mí nos extrañara que a las nueve ni ella ni su parque de osos amorosos hubieran aparecido a desayunar.

Mamá temblaba como una hoja debajo de un montón de mantas que debía de haber ido sacando quién sabe cómo del armario durante la noche y que la cubrían hasta la cabeza —Nene incluido—, formando una especie de montículo de lana zamorana. En cuanto la he desenterrado de debajo de las mantas y la he visto tiritar desencajada, me ha faltado el aire. Maica, la hija preocupada, se ha convertido *ipso facto* en Maica, la hipocondríaca desatada, y la habitación ha empezado a darme vueltas en la cabeza con mamá, Nene y la cama en todo lo alto.

He respirado, he vuelto a tapar a mamá con las mantas, he cerrado los ojos bien fuerte y me he oído murmurar mientras el vértigo atacaba a traición y el aire apenas me llegaba a los pulmones:

—No-me-hagas-esto, mamá, no-me-hagas-esto, mamá, no-me-hagas-esto, mamá, nomehagasesto..., porfavorporfavorporfavorporfavor...

Y ha sido en ese momento, mientras el «no me hagas esto» se me pegaba al paladar como un polvorón amargo, cuando he perdido pie y he estado a punto de rendirme a un pánico negro y feo que me ha clavado al suelo hasta que, de debajo de las sábanas, se ha oído una especie de gemido, seguido de una tos espantosa y de algo que ha sonado más o menos así:

—No p-p-p-p-pued-d-d-do.

Dios mío. He dado un salto como si me hubiera picado un pez escorpión y he salido corriendo en busca de Rossi.

En cuanto Rossi me ha dado medio Trankimazin y me ha convencido de que mamá no se moría y de que lo que repetía una y otra vez desde debajo de las mantas era «no puedo» y no «me muero», le hemos puesto el termómetro. Cuando he visto que marcaba 40,1, me he dado la vuelta y me he metido debajo de la lengua la otra mitad de la pastilla que me quedaba en el bolsillo.

—Tenemos que llamar a un médico —ha decidido una voz pastosa y aterrada que ha resultado ser la mía.

Rossi ha asentido con la cabeza.

—Yo me ocupo, tesoro —ha dicho, yendo hacia la puerta—. Voy a llamar al de la lista que tenemos en el cajón del salón. Tú quédate aquí con ella.

Entonces ha llegado lo peor.

Me he sentado en la cama y le he secado la frente a mamá con un paño que he mojado en agua helada. Mientras volvía a meter el paño en el agua, ha abierto los ojos y, mirando al techo, ha dicho, entre temblores:

—Regina, tu hermana me odia.

¿Regina?

Ay.

—No, mamá, no digas eso —he intentado calmarla—. Maica te quiere mucho.

Me ha mirado, pero no me ha visto.

—No-no-no-no-no. —Ha empezado a negar con la cabeza y, después de una tos de carbonera, ha seguido—: Tu hermana sufre mucho-cho-cho-cho.

—Sí, mamá —he contestado con la voz más suave que he sabido encontrar—. Ahora descansa. Rossi está llamando al médico.

Ha asentido y ha soltado un suspiro lleno de flemas.

—Sí, sí. El me-me-me-médico. Para adelgazar. Muchos ki-ki-ki-kilos, Regina. Muchos. —Más tiritones. Y ha continuado—: Manda el mail, manda el mail, por favor, el mmmmmail...

—¿El... mail?

—Sí, sísísísísísísí. —Un nuevo silencio antes de abrir los ojos—. A *Superviviente-te-te-te-te-tes.*

He oído a Rossi hablar por teléfono, aunque me ha costado entender lo que decía porque me latía tan fuerte el corazón que de pronto me ha parecido que me había comido el mismísimo Big Ben.

—¿A... *Supervivientes?*

—Sísísísísísísí... para adelgazar. Mucho. Estoy muy gorda, muy gorda. Gasesssss. Cinturón. *¡Misié!*

—No te preocupes, mamá. Todo se va a arreglar en cuanto venga el médico.

—Sísísísísí, Regina. El médico, el médico. Tú, hipotensa; Maica, hipo... condríacacacacaca, y yo, hipo... hipopótama. El médico, sí, pero la carta, *ma fille,* la carta...

Y así hemos seguido durante un rato que a mí se me ha hecho eterno hasta que de pronto se ha callado y ha cerrado los ojos, entre ataques de tos y gemidos, mientras yo iba empapándole la frente con los trapos de agua fría y mi mente colapsada se ha puesto a delirar también: en cuestión de segundos me he visto con mamá y con Regina en *Supervivientes,* finalistas las tres, y tan escuálidas, tan despellejadas y tan muertas de hambre que agonizábamos en una playa mientras los cangrejos nos mordisqueaban los dedos de los pies y la presentadora, una tiparraca rubia con dos tetas falsas y un pareo con volantes, anunciaba a cámara con su sonrisa de hiena que el programa había decidido castigarnos y mantenernos en la isla una semana más porque «Leticia, la mayor de las tres, pesa treinta y dos kilos, y eso no, no y no», ha dicho, chasqueando la lengua y agitando el índice a cámara justo en el momento en que en algún rincón de la vida real he oído que Rossi hablaba con alguien, una voz de hombre, y el corazón me ha dado un vuelco.

El médico.

He salido a toda prisa de la habitación de mamá, dejándole el trapo en la cara, y cuando me he tropezado con el doctor en el pasillo, lo que me he encontrado delante ha sido un hombre moreno, con el pelo negro y rizado, ojos azules detrás de unas gafas de pasta y el mentón oscurecido por una sombra de barba de esa que raspa. A esos primeros ingredientes he añadido unos antebrazos velludos y gruesos que me han dejado desarbolada durante unos segundos que han sido pocos, pero intensos. Luego, en cuanto un gemido de mamá ha hecho estallar la burbuja de perplejidad y el incipiente revuelto de feromonas que ha llenado el aire a mi alrededor, me he puesto a respirar como una tarada, apoyándome en la pared hasta que por fin he podido calmarme un poco y lo único que me ha salido ha sido:

—Es el fin. Quiere ir a *Supervivientes*.

Luego me he echado a llorar.

Despedida, hormonas y alguna que otra coincidencia

Cuando papá y mamá decidieron divorciarse, mamá me pidió que le recomendara alguna abogada de confianza porque en ese momento papá todavía nos hablaba y, según me dijo ella, «no quiero ponerte en una situación incómoda, hija». No lo dudé: le recomendé a Violeta. Violeta Expósito es una de esas *rara avis* de la profesión: metro cincuenta y pocos de chunga de periferia, treinta y dos años, criada en centros de acogida desde que tenía seis y *piercings* en boca y encías, conocida en la Ciudad de la Justicia con el cariñoso apodo de Violenta porque es de las que dicen «*ej que*» y porque en más de una ocasión ha intentado partirle la cara a alguno de los defendidos de la parte contraria, acompañando el conato de agresión con un torcido: «Que sepas que me he quedado con tu cara, cacho perro».

En fin, que llamé a Violenta y ella estuvo encantada de llevar el caso de mamá. Un par de semanas después de presentarlas, cuando le pregunté a mamá que qué tal con su abogada, se deshizo en una de esas sonrisas angelicales que yo conozco bien y que no auguran nada bueno, y respondió:

—Es... un cielo.

¿Un... cielo?

¿Violenta?

Dejé a mamá en su casa y, en cuanto bajé a la calle, llamé a Violenta.

—Tu madre está chifletas, tía —me dijo con voz de haber dormido mal—. Nos vimos un día y va y me dice que me paga igual, pero que nanai de abogada porque ya le había firmado un papelajo a tu viejo, pero que, si quería, podía acompañarla a no sé qué mierda del banco del tiempo o una movida así para defender a los abuelos que están sin nadie... No sé, por ahí iba la movida, tía, rollo abogados gratis. Menuda prenda es tu vieja, tronca.

En resumen: mamá le había firmado a papá un acuerdo de divorcio cuyos términos la dejaban en la calle con ochenta euros al mes y una cómoda enorme que él odiaba porque había sido de la abuela. Cuando finalmente mamá lo admitió, e intenté controlarme, me miró con lágrimas en los ojos y dijo:

—Qué bonito, ¿no? Fíjate, si en el fondo tu padre me quiere, que me ha dado todo lo que le he pedido.

Esa tarde pedí una hora extra a Lucila y me tumbé en su diván. Boca abajo.

* * *

Aunque sigue mal, la buena noticia es que mamá ha pasado una buena noche. Ayer vino a examinarla Jean-Claude —insistió en que le llame por su nombre y, al oírlo, Rossi, que estaba junto a él en el lado contrario de la cama de mamá, me lanzó un guiño que preferí no ver— y el diagnóstico nos tranquilizó. La fiebre había bajado un poco (39,2) gracias a los antitérmicos, y mamá parecía más tranquila. Por lo menos había dejado de delirar, aunque seguía sudando y tiritando, visiblemente agotada.

En otras palabras, que lo que tiene no es, como yo me temía, una pulmonía —ni tampoco una neumonía, aunque eso no llegué a decirlo—, y que hay que tratarlo como lo que es: una gripe galopante y una infección pulmonar, o lo que es lo mismo: sudar la camiseta y darle mil miligramos de antibiótico cada ocho horas y un protector estomacal cada veinticuatro. Y paciencia. Y tiempo.

¿Tiempo?

Monsieur l'Espagnol nos desaconsejó que mamá viajara en ese estado.

—No está en condiciones —dijo, negando con la cabeza cuando Rossi lanzó la observación de que teníamos previsto volver al día siguiente a Barcelona—. Debería guardar cama durante al menos cinco días antes de poder viajar.

Así que, en cuanto Jean-Claude se marchó, después de comprometerse a pasar por la tarde, Rossi y yo nos sentamos en el salón y acordamos intentar prorrogar el alquiler de la casa una semana más para mamá y para mí. Cuando los dueños de la casa nos contestaron afirmativamente, decidimos que como Rossi tenía que estar sí o sí el lunes a primera hora en Barcelona para grabar los dos primeros episodios de su maldito pódcast, lo mejor era que volviera ese mismo día en avión desde Brive, con escala en París-Orly incluida, llevándose a Nene con ella y liberándome así al menos de esa carga. Convinimos también en que a Chin solo le diríamos que estábamos tan encantadas con las vacaciones que mamá y yo habíamos decidido quedarnos una semana más, y Rossi me prometió que el lunes le pediría a Concha que me envías por mensajero el iPhone del despacho, con el nuevo código de conexión y todos los servicios dados de alta, para que pueda trabajar desde aquí.

Mientras Rossi fue a Souillac a comprar el billete, yo preparé la cena sin quitarle ojo a mamá, que durante un rato pareció retomar su obsesión con *Supervivientes*, murmurando con ojos vidriosos: «Hipopótama... Mírame, Regina... No ganaré, no ganaré... Maldita Maica, el helicóptero, saltar, saltar, arf, arf...», hasta que volvió a dormirse. Justo entonces llamó Chin y oírla fue como si de repente se hubieran abierto todas las ventanas de la casa y una corriente de aire fresco lo hubiera llenado todo.

En el minuto once de conversación con mi pequeña, después de una plácida charla madre-hija-se-cuentan-cositas-en-la-distancia y mientras desde fuera llegaba el cricrí de un grillo y el arroz hacía chup chup en la paella, la corriente de aire fresco se convirtió de pronto en un tifón asiático de magnitudes cataclísmicas, secándome la saliva en la boca.

—¿Que cómo sabe una que está... enamorada? —repetí en un intento por darme tiempo, sintiendo que la tráquea se me encogía en el pecho como un acordeón.

—Sí —respondió Chin con un hilo de voz.

Intenté quitarle hierro al asunto.

—Ay, cariño, ¡qué cosas preguntas! —Y al ver que ella no decía nada, seguí hablando—: Pues, normalmente, una sabe que está enamorada cuando está... equivocada.

Un par de segundos de silencio y un pequeño bufido.

—No te entiendo.

—Ni falta que hace, Chini. Además, a tu edad, la gente no se enamora, así que no te preocupes. Pero ¿por qué lo preguntas, cariño? ¿Te ha salido la expresión en algún texto y quieres traducirla al inglés?

—No.

—Ah.

—Es que... es que... creo que me gusta un chico, mami.

—¿Un... chico?

—Sí.

«¿Un chico? —estuve a punto de saltar—. ¿Cómo que un chico? ¿Un chico para qué, si se puede saber? ¿Pero cuántas veces tengo que repetirte que los chicos no son lo que parecen? ¿Qué tenemos que hacer las madres para que entendáis que los chicos de hoy son los hombres del mañana? ¿O qué te crees? ¿Que tu abuelo fue siempre así? ¿Que nació así de mayor? Nooooo, claro que no. Tu abuelito y Mario el no-padre también fueron chicos en su día, como todos los sinvergüenzas con los que se casaron las pobres desgraciadas que pasan a diario por el despacho. ¿Un chico, dices? Ni hablar, hija. Eso me pasa por dármelas de madre moderna y no haberte metido en las damas negras cuando aún estaba a tiempo. Qué digo en las damas negras, en las legionarias de la cabra africana o como se llamen las del cilicio, que a fin de cuentas es lo único que de verdad funciona, el pincho, la vara y el GPS, porque ya me contarás tú si a estas alturas me tienes que venir con que te gusta un chico cuando lo que deberías estar haciendo es echar de menos a tu madre y a tus treinta y cinco kilos de perra babosa en acogida y estudiando inglés, ¡INGLÉS!, y no haciéndote las ingles con la pequeña suelta de Lucía para enseñárselas al germen de hombre ese que se te va a echar encima en cuanto te agaches a subirte los calcetines y te acorrale en una de esas fiestas canallas llenas de embudos y de...».

Se hizo un silencio muy breve.

«Dios mío, necesito llamar a Lucila en cuanto encuentre un momento».

—Se llama Joa... —empezó Chin.

—¿João? —la interrumpí. Luego dejé escapar una pequeña risa que sonó a cristales rotos—. Ay, cariño. No, no y no. Portugués, no, hija, no puede ser.

—Pero, mami...

—Sí, Chini. Ya lo sé. Y créeme que me sabe fatal chafarte la guitarra, pero mejor que lo sepas ahora: tu João y tú sois incompatibles.

—Pero es que...

—Ya sé que fastidia. Pero es una simple cuestión de tamaño.

—¿Tamaño? —preguntó Chin con una voz entre extrañada y molesta que me tranquilizó—. ¿Pero qué tamaño ni qué tamaño?

—Ay, hija, pues el tamaño de... de eso. ¿O no sabes que los portugueses tienen fama de tener eso muy grande? Qué digo grande..., unos monstruos es lo que tienen ahí abajo, ¿o por qué te crees que cantan esos fados tan tristes? Pues porque les pesa mucho, y les duele... y claro, las chinitas sois, ¿cómo lo diría?, pues no compatibles, hija, porque por el despacho han pasado algunos casos de portugués y china y, bufff, no ha funcionado, pero nada de nada... por lesiones.

Un bufido adolescente al otro lado de la línea.

—No es portugués, mamá.

—¿Ah, no?

—No.

—Pues peor me lo pones, Chin, porque si no es portugués, es que es gallego. Y mira, hija, los gallegos no. Y no es que tenga nada contra ellos, no me malinterpretes, pero ya sabes lo que dicen: que los gallegos nunca sabes si van o si vienen, que hoy es izquierda y mañana derecha, y que..., bueno, que no sé dónde he leído que casi todos los gallegos son... gais.

—Mamá...

—Sí, Chin, como te lo cuento. No te imaginas la de casos de mujeres casadas con gallegos que al final han tenido que abrir los ojos y darse cuenta de que la cosa iba torcida, y yo prefiero que te lo ahorres, cariño, porque eso sí que duele, haz caso de lo que te dice mamá.

—¿Quieres hacer el favor de escucharme, mamá?

—Claro, Chin. Mamá siempre te escucha.

Chin ha tardado un par de segundos en volver a hablar.

—Joan es de Barcelona.

«¿Joan? ¿Y de dónde demonios ha salido el tal Joan?». Se me secó la boca en cuanto entendí que mi jarroncito chino estaba a punto de servir de merienda a un gallego y a un catalán en esa porquería de correccional, y tuve que pasarme el paño de la cocina por el cuello, bañada como estaba en sudor.

—¿Jo... an?

—Sí, mami. Es que se llama Jo-an, no João —dijo como si estuviera hablando con una retrasada mental—. ¿Y sabes qué? Que vive muy cerca de casa.

Tragué saliva.

—Ah, qué bien —dije entre dientes—. Pues mira cómo es la vida de... de curiosa, que acabo de hablar con Concha para una cosa de... de la oficina... y me ha dicho que unos científicos del Clínico han descubierto hace poco que el noventa y ocho por ciento de los adolescentes catalanes entre los trece y los diecisiete años desarrollan una bacteria en la boca que se contagia por la saliva y que deja estériles a las niñas.

Silencio.

—La cosa se llama sarna interbucal o algo así, me ha dicho Concha. Es una especie de mutación con dientes, como unas microlarvas que se te meten en las encías y te comen las raíces de las muel...

—Mamá...

—Sí, hija, ya sé que suena a cuento chi..., vamos, que suena raro, pero...

—No, mami, no es que suene raro, es que estoy flipan-do en colores —me soltó, un poco encendida—. Y espera a que se lo cuente a Lucía. Va a estar riéndose una semana entera. No, si tiene razón tía Rossi cuando dice que a veces se te va un poco la pinza.

El suspiro fue entonces mío y no fue adolescente, sino el de una madre pillada en falta y sorprendida en plena chifladura traicionada por su mejor amiga. Cuando quise volver a hablar, me cortó:

—Ahora tengo que colgar, mami —dijo con una voz que me sonó cansada—. Ya llevamos un cuarto de hora y no me dejan seguir. Ya sabes, normas de la casa.

Volví a pasarme el trapo empapado por el cuello antes de hablar. Cuando fui a despedirme, oí que una voz de celadora decía «*It's time, Chin-Zsé*», y luego un clic y nada más. La conversación había terminado.

* * *

—Ni se te ocurra decidir nada hasta que yo no vuelva, ¿me oyes?

Rossi se engaña y a mí me duele en el alma porque es mi mejor amiga y porque, por mucho que intente no meterme donde ella no quiere que me meta, me cuesta porque sé cómo acabará la historia y también que, por mucho que se enrolle, en el fondo sufre y se siente sola.

La cosa ya ha empezado torcida en el desayuno. Se ha levantado torpe y esquiva, y apenas ha abierto la boca, salvo para gruñir algún «ajá» o algún «mmm». La he acompañado a Souillac, donde tenía que coger el autobús para ir al aeropuerto de Brive, y cuando le he preguntado, en el coche, si le pasaba algo, me ha dedicado una sonrisa de secretaria aburrida delante de la máquina del café al tiempo que me soltaba un par de estupideces de esas que suelta ella cuando alguien le hace una pregunta incómoda fuera de guion y se contiene para no sacarle los ojos al listillo de turno. Pero como la conozco bien y la quiero más que... a mi hermana, he insistido. Ella, cómo no, ha intentado salirse por la tangente y me ha soltado un comentario sobre Jean-Claude que me ha pillado fuera de juego.

—Le gustas, Maica —me ha dicho con una sonrisa de somos-guays-porque-nos-lo-contamos-todo-y-mira-qué-observadora-soy. Y luego—: No hay más que ver cómo te mira las piernas.

—¿Las piernas? —De repente me he acordado de que hace casi un mes que no paso a depilarme por el salón de Bárbara y he pensado que quizá Rossi tenía razón—. Eso es porque el pobre tipo debe de creer que se las he robado a la madre de Godzilla.

—No, cielo —me ha dicho, arrugando los morritos y poniendo los ojos en blanco—. Y no me gusta que te autolesiones emocionalmente así. No te hace bien. —Acto seguido, me ha dado una conferencia con principio, nudo y desenlace sobre todo lo que ha percibido en las miradas, los gestos y el discurso de nuestro médico rural desde que Jean-Claude apareció en nuestras vidas. Según ella—: Ha visto en ti la mujer que ni tú misma te dejas ser, Maica. Hazme caso. Tienes el amor delante de tus narices y no debes permitir que el temor al fracaso enturbie tu buen karma.

No he podido reprimir un tercer bostezo mientras esperábamos a que el coche de delante arrancara en una rotonda. A mi lado, Rossi ha soltado el suspiro número doscientos cincuenta en lo que iba de mañana. He perdido la paciencia.

—¿Quieres hacer el favor de dejar de cacarear sobre el pobre doctor y soltar lo tuyo de una vez? —he saltado, activando con un clic los seguros de las cuatro puertas y aparcando el coche en el arcén. Ella me ha mirado con cara de susto—. Como no me cuentes ahora mismo lo que te pasa, el asiento 17A de tu maldito vuelo a París va a echar un poco de menos ese culo raquítico de niña manga que tienes.

Por fin se ha animado a hablar y, entre suspiros y parpadeos, me ha contado lo que lleva callando desde que anoche habló con Barcelona —o sea, que llevaba yo razón—, a saber: que las cosas con Franklin Delano no van bien porque resulta que el pájaro caribeño le ha confesado que tiene una hija de seis años en Caracas a la que de repente —y cito— «echa muchisísísísísímo de menos», tanto que ha decidido que, como «en España nadie le da una oportunidad porque con la crisis está la cosa mala y porque los españoles, ya se sabe», y como parece que Rossi no da el paso y no se compromete en serio con él —es decir, «no se casa con él y fundan juntos una familia como manda Diosito y con la cuenta compartida»—, ha amenazado con meter en la maleta su tanga de huevón oficial y su fábrica de lamentos y desaparecer definitivamente del mapa.

—Ah, pero... ¿tiene una hija?

Rossi ha puesto los ojos en blanco.

—Pues claro, cielo. Todos los caribeños tienen alguna hija por ahí. Es cosa de la idiosincrasia —me ha explicado como si hablara con una idiota.

—Ah. —No he querido decirle nada porque, si lo hubiera hecho, le habría dado dos bofetadas, así que he contado hasta diez.

Ella ha entendido mi silencio como un espacio de complicidad y ha seguido largando:

—La verdad es que le entiendo. Franklin está cansado. Por mucho que lo intenta, no le sale nada, Maica. Y el pobre lo único que quiere es trabajar en lo suyo.

—¿Lo suyo?

—Sí. Lleva mucho tiempo luchando por hacerse un hueco como *influencer* deportivo.

—Ajá.

—Para eso estudió.

—¿Ah, sí? —He apretado las manos sobre el volante—. No sabía que para ser gigoló de famosas hubiera que ir a la universidad.

—No digas eso. —Y, antes de dejarme hablar otra vez, ha cogido aire y me ha soltado la bomba del día—: La cuestión es que..., bueno..., que me estoy planteando tener un hijo con él. —No he podido decir nada, claro, porque se me han caído las cuerdas vocales al suelo del coche y ella ha vuelto a confundir perplejidad con complicidad y ha querido rematar la faena—: Ya sabes. La llamada biológica. Nos pasa a todas.

—Pero ¡qué llamada biológica ni qué llamada biológica! —he ladrado, perdiendo el oremus—. ¡Esa es la llamada del comodín! Qué digo del comodín... ¡La llamada de la selva es lo que es!

—No te entiendo, cielo.

—¡Pues que Míster Dos Cocos y Una Banana te está tomando el pelo y quiere pillarte, pedazo de mema!

Un nuevo suspiro.

—Tú no lo entiendes —me ha soltado mientras miraba el reloj y dejaba escapar un jadeo de horror antes de añadir—: Franklin es un hombre bueno, y me quiere mucho. Solo hace falta que alguien le dé una oportunidad, que confíen en él. Y yo... A mí me gustaría ser madre, cielo. Es como si... como si me lo pidiera el cuerpo.

—Pues si quieres ser madre, pon un huevo y que te lo incube él, así hace algo.

—Eres cruel, Maica —me ha escupido con voz de niña repipi—. Y me duele ver cómo te haces daño generando esa clase de energía tan... estéril. —Y antes de que yo pudiera meter cuchara entre tanta sarta de burradas, ha puesto cara de horror y ha exclamado—: ¡Dios mío, son casi las diez! ¡No llego, Maica! ¡No llego!

He estado a punto de decirle que no, que no llegará a buen puerto como siga empeñada en bailarle el agua a la barracuda de Caracas, pero también yo he mirado el reloj y he visto que tenía razón, así que no ha habido tiempo para más. Cuando hemos llegado a la parada, el autobús estaba a punto de salir y apenas hemos tenido tiempo de despedirnos. Por lo menos he conseguido que me prometa que no va a tomar ninguna decisión hasta que yo vuelva.

—Te lo prometo —ha dicho, dándome dos besos a la fuga. Y luego me ha susurrado con su vocecilla de geisha televisiva—: Y tú hazle caso a tu amiga Rossi, que te quiere bien, y descubre lo que se esconde tras esa tensión sexual que se adivina en ese hombre, cielo.

Ahora, mientras espero sentada en el sofá con Duna encima a que Jean-Claude pase a ver a mamá y recuerdo las palabras de Rossi, me miro desde arriba y lo que veo es cien por cien tensión y cero por ciento sexualidad, por no hablar de unas piernas llenas de pelos como las de Macario, el muñeco diabólico ese que hablaba con voz de paleto. Y es que a veces Rossi tiene la inteligencia emocional de una tabla de planchar.

¿Tensión... sexual?

¿Entre *l'Espagnol* y yo?

Por favor.

En cualquier caso, creo que no me vendrá mal darme una ducha y, ya que estamos, aprovechar para pasarme la maquinilla por las piernas.

Total, nunca está de más.

Tercera parte

Cuando el amor llega así, de esta manera

Tía Silvia

Cuando mamá dejó a papá, tía Silvia decidió ejercer de hermana mayor de «la pobre Leticia» y la acogió bajo el ala, encontrando en ella a la cómplice sumisa que hasta entonces había buscado en las amigas que la vida no le había dado. Unos años antes había perdido a su marido, tío Salvador, un hombre tranquilo y sufridor que había muerto de un infarto delante del televisor la noche en que Koeman había dado la primera Copa de Europa al Barcelona y que, en la medida de sus posibilidades, había intentado que su vida con tía Silvia no fuera más allá de la experiencia paranormal que era.

En cuanto enviudó, tía Silvia no tardó en dar rienda suelta a sus tres grandes pasiones:

1. La labor social: esto es, intentar ligarse a todo aquel muerto de hambre que le pisara la sombra y al que ella dejaba cuando el susodicho en cuestión —normalmente con pasaporte de Europa del Este, y con especial cariño hacia fruteros polacos y músicos callejeros rumanos— enseñaba el cartón y le pedía el número secreto de su VISA Oro.

2. La labor «más estética», o, como ella misma lo resume: «Un mínimo de dos retoques por temporada para mantener el aura tonificada».

3. La labor literaria, o lo que es lo mismo, escribir unas noveluchas de amor erótico-siniestro pasadas de vueltas y ambientadas en la posguerra, que ella llena de inocentes campesinas vírgenes de «pechos turgentes y labios húmedos como la savia del eucaliptus» y de poderosos caballeros que las raptan día sí y día también para encerrarlas en sus cortijos y ganarse su amor a base «del vigor de su hombría y de su oliváceo torso velludo». Lo que sorprende es que tía Silvia, que firma su producción con el seudónimo de Catalina Perry-Smith, se haya hecho de oro con las novelas, convirtiéndose además en referente de la novela erótico romántica latina, con lo cual se pasa buena parte del año de congreso en congreso, sobre todo en Estados unidos, donde, según afirma en su página web —y cito—: «Soy, después de Jackie (Kennedy, claro) y de Barbie, el icono mismo de la modernidad y el buen gusto».

En fin, que mamá ha pasado de tener que soportar a papá a ser blanco y víctima de las chifladuras varias de su hermana mayor. Ambas confabulan a brazo partido a mis espaldas, metiéndose en cuanto lío se les presenta a la vista.

El día que me oyó comentar con mamá algo sobre mi premenopausia, tía Silvia arqueó la ceja, visiblemente molesta.

—Paparruchas, niña —dijo con voz de científica de La Roche-Posay—. Eso de la menopausia es mitología griega, hazme caso. Y si no, mírame a mí —soltó, girando el torso hasta quedar clavada al sofá en una postura imposible—. A mis cincuenta y ocho años soy elástica como el junco, grácil como el frasco del último perfume de Kenzo y lúbrica como...

—Lúbrica como una garrafa de cochinadas —le espeté, harta de sus tonterías y de sus interrupciones—. Y lo que me extraña es que a tus setenta y cinco años te acuerdes tan bien de cómo eras a los cincuenta y ocho, tía querida.

Ella sacó pecho y se levantó.

—Tenías razón, Leticia —escupió, volviéndose de espaldas y hablándole a mamá—. Tu hija mayor está superpremenopáusica. Si antes ya era insoportable, a ver quién la aguanta ahora.

* * *

Han pasado solo dos días y parece que hace un mes desde que Rossi se marchó. En cuarenta y ocho horas hemos vivido un ir y venir de acontecimientos que poco tienen que ver con la plácida semana de enfermería aplicada y de trabajo vía iPhone que yo tenía en mente cuando accedí a quedarme aquí sola con mamá. Y es que así son las cosas cuando las cosas son como les da la gana. Después de lo que ha pasado, yo he empezado a tirar la toalla y, como dice Rossi, «a dejarme fluir», o lo que es lo mismo: a verlas venir.

Las buenas noticias son (1) que mamá está mucho mejor y ha empezado a levantarse para viajar de la cama al sofá y viceversa. Le ha bajado la fiebre y se le ha ablandado la tos, aunque suspira por la casa como un alma en pena porque Nene no está y, a veces, cuando salgo a pasear con Duna, la pillo mirándome con cara de niña compungida por haberla dejado sin él; y (2) que *L'Espagnol*, nuestro querido doctor, me ha invitado a cenar pato a su casa. Sinceramente, no sé cómo ha sido. Solo sé que la invitación me ha pillado tan por sorpresa que no he dicho que no porque no había ningún motivo para hacerlo. Dicho de otro modo, hacía tanto que un hombre no me invitaba a cenar, aunque sea un pato con nueces, que el «sí» me ha salido automático, sin tiempo de procesar las consecuencias. «Sí. Gracias. Por qué no». Punto.

Hasta aquí las buenas noticias.

Las malas se acumulan en la bandeja de entrada de la vida en el valle de la Lotería. Son, por orden de aparición:

1. Chin estará incomunicada del todo durante tres días porque la dirección del centro de futuros criminales al que la he enviado a estudiar ha decidido organizar una especie de ruta shakespeariana, o al menos eso es lo que me dijo ayer, o lo que yo entendí. Si hasta ahora los móviles estaban permitidos media hora cada tres días, con Shakespeare no iba a ser menos, sino más. Se acabó la comunicación. La tortura es la tortura, y en eso los ingleses son especialistas, y si no que se lo pregunten a las seis esposas de Enrique. Ni pude ni quise reaccionar. Supe al instante que cualquier comentario que pudiera salir de mí sonaría mal, sobre todo cuando mi pequeña perla completó la información diciendo que Joan —«Sí, mamá, el chico del que te hablé el otro día, el que vive cerca de casa, ¿cómo no vas a acordarte?»— iba incluido en el *pack*, además de Lucía la camella y de «una chica noruega trans simpatiquísima que dice Lucía que es la primera transexual de Europa hija de un padre también trans». En cuanto terminamos de hablar y la voz de la

celadora puso fin a nuestros quince minutos, me tomé medio Trankimazin y salí con Duna a dar un paseo. Aprovechando que pasábamos por la iglesia y que no había nadie a la vista, me colé dentro y encendí una vela a San Víctor y otra a Santa Ágata para que me devuelvan a mi porcelana sin melladuras ni adicciones y, a poder ser, con el sexo en su sitio.

2. Adiós a mis planes de trabajar desde aquí y dedicar unas horas al día a ponerme al corriente con los casos del despacho. No, no es por culpa de Rossi. Me consta que llamó ayer a Concha para que gestionara mi conexión con el servidor de la oficina desde mi iPhone personal e hiciera los trámites necesarios, así que esta vez la Doctora Amor queda libre de pecado. La culpa la tiene Concha, que, no sé por qué, a la vejez viruelas, se me está subiendo a las barbas. Ayer, a primera hora de la mañana, recibí un SMS suyo que decía así: «Todo bajo control. Descansa. Yo me ocupo». Cuando llamé al despacho, saltó el contestador. Imaginé a Concha sentada a su mesa, mirando la pantalla del teléfono en la que aparecía mi número mientras negaba con la cabeza y seguía a lo suyo. Rebelión en la granja.

3. El peor de los escenarios posibles se ha hecho realidad. La sombra de tía Silvia es alargada y ha llegado hasta el valle de la Lotería a cantar el gordo con sus dos maletas Louis Vuitton, sus sesenta y dos kilos de pellejos operados y su cuarto y mitad de cerebro de escritora de novela romántica. ¿Que cómo ha sido? Pues muy sencillo: tía Silvia llamó el domingo para hablar con mamá y, como a esas alturas mamá estaba más allá que aquí y no contestaba al móvil, decidió probar suerte con

Rossi, que la puso al día de nuestro cambio de planes. «He entendido que tu madre me necesitaba. Bueno, tu madre y tú, porque te conozco bien, hija, y sé que lo de las enfermedades no es lo tuyo», se excusó ayer cuando me vio la cara de horror mudo que no supe disimular al verla bajar del taxi. Luego, mientras entraba en casa y recorría la cocina con cara de decepción, aclaró con voz de falsa resignación: «Serán solo un par de días. Una paradita de camino a París», y añadió, retocándose el pelo: «Pero, Maica, hijita, creía que habíais alquilado una casa de campo, no una casa *en* el campo». Tuve que coger la escoba y empezar a barrer los pelos de Duna de la cocina para no apuñalarla por la espalda.

En fin, que *madame* Perry-Smith —como la he oído llamarse esta mañana cuando hablaba con su hotel de París— se ha instalado con nosotras y todo ha sido más o menos tranquilo hasta que, ¡oh, cielos!, Jean-Claude apareció anoche para visitar a mamá. En cuanto tía Silvia le vio aparecer, se le empezaron a inflamar las costuras y el lóbulo social de su cerebro se puso en funcionamiento.

Mientras Jean-Claude auscultaba a mamá, ella salivaba a su espalda, recorriéndole de arriba abajo con los ojos.

—¿Leticia está bien, Jean-Claude? —preguntó con voz de hermana compungida. Y añadió, más compungida aún en cuanto mamá volvió a bajarse la parte de arriba del pijama y el campamento de osos la cubrió entera—: No te importará que te tutee y te llame por tu nombre, ¿verdad?

Jean-Claude cometió el error de sonreírle, al tiempo que decía:

—¡Cómo me va a importar, *madame*! Claro que puede hacerlo. —Y volviéndose hacia mamá, añadió—: Está mucho mejor. Es una mujer muy fuerte.

Tía Silvia dejó escapar un suspiro y se llevó la mano al pecho. Cuando Jean-Claude la miró, soltó una tos seca.

—Yo... —empezó, volviendo a toser—. ¿Sería abusar de tu confianza pedirte que me auscultes a mí también? —Y, evitando mi mirada y señalándose el esternón, continuó—: Es que... desde que he llegado a esta... granja, tengo como una quemazón aquí...

Jean-Claude volvió a sonreír, se acercó a ella y le puso el estetoscopio en el pecho. Tía Silvia arrancó a hiperventilar al instante como si le hubiera picado un pez piedra y mamá se volvió a mirarme con cara de «hija-a-tu-tía-le-pasa-algo-grave».

—No hay nada de qué preocuparse —fue el diagnóstico de Jean-Claude—. Está usted estupenda.

Tía Silvia se iluminó como una bengala.

—Bueno, bueno..., tampoco es para tanto, Jean.

¿Jean?

Me dieron ganas de coger el estetoscopio y estrangularla con él, pero vi la risa disimulada y afable de Jean-Claude y me contuve.

Tras sortear con un par de excusas los intentos por parte de tía Silvia de retenerlo, invitándole a tomar un té primero y a cenar después, Jean-Claude por fin se marchó. Ella lo siguió con la mirada y, en cuanto cerró la puerta, dijo:

—Dios mío. Estoy madurando, chicas. —Y puso una sonrisa de boba—: Es la primera vez que me gusta un hombre de mi edad.

Mamá se rio, encantada con el chiste, porque, teniendo en cuenta que es tres años menor que ella y tiene setenta y dos, creía que tía Silvia bromeaba.

La mirada interrogante de tía Silvia nos dejó claro que hablaba en serio. Retiró una silla de la mesa, se sentó y juntó las manos en un gesto que quiso ser regio.

—Datos, chicas —dijo—. Quiero datos, y los quiero ahora.

Mamá y yo nos miramos, atónitas. Duna bostezó en la cama y aulló en sueños.

—¿Datos? —preguntó mamá.

Tía Silvia ni siquiera la miró.

—Mmmm —masculló entre dientes—. ¿Habéis visto qué dedos tan... largos tiene? —Y antes de que pudiéramos responder, inclinó la cabeza y susurró, pasándose por los labios una lengua rosada y lasciva—: ¿Y esa tremenda nariz? ¿La habéis visto, niñas?

Un *piercing*, un pepino y también una cita

La última vez que tuve una cita fue hace más de tres años. El candidato en cuestión se llamaba —o le llamaban— el Enzo y no, no era italiano. Su nombre completo es Lorenzo José García Expósito y era —y sigue siendo— el primo de Violenta, alias el Terror de los Tribunales. Además de veintiocho años, tenía unos bíceps como un par de relojes de pared y una especie de Renault rojo que él mismo había tuneado y en el que pasó a buscarme por casa como el jefe de la banda de los pobres de *West Side Story*.

—Te va a flipar, tía —me dijo Violenta por enésima vez mientras nos tomábamos un café en los juzgados—. Si es que el Enzo es un tío guay, ya lo verás. Te va a tratar como a una reina.

Era julio, la ciudad entera bullía desde hacía dos semanas a cuarenta grados en un mar de feromonas y yo estaba tan cansada y aburrida del calor que, por no oírla más, le dije que sí, que bueno. Violenta me guiñó el ojo y levantó el pulgar.

—Entonces, le paso tu móvil. O, si quieres, le doy mejor tu Insta.

La miré con cara de póquer.

—Vale —dijo—. El móvil. Y que te llame. —Y luego siguió—: Si es que te va a molar el Enzo, tía. Es un pavo guay. Y muy serio. Quiero decir que busca algo serio, no un polvo de aquí te pillo, aquí te mato. Es de relaciones largas, de los que ya no quedan. Y con familia normal, con madre, padre y casa en el pueblo, no como yo. Ah, y tiene sus estudios, no creas.

No supe qué decir.

—Además, le molan como tú.

—¿Como yo?

—Sí, tía. Así, maduritas, pero buenorras.

Esa fue una de las primeras lindezas que el Enzo me soltó en cuanto nos sentamos en la marisquería de la Barceloneta en la que había reservado mesa.

—Ya me había dicho la Viole que eras un pibón de banderilla —dijo, flexionando los bíceps tatuados encima de la mesa después de hacer desaparecer en dos nanosegundos media jarra de cerveza al tiempo que el camarero nos servía los mejillones.

Lo bueno del Enzo es que la comida con él fue fundamentalmente eso: comer, comer y comer mientras él hablaba, hablaba y hablaba: de sus colegas del gimnasio, del Fredy, su compañero colombiano del curro —El Enzo es mecánico en las cocheras de autobuses de la TMB—, y de la hipoteca que está pagando por la casa que tiene en No-Sé-Qué-del-Llobregat —«con piscina y todo, ¿eh?, está guapa la casa»—. El Enzo me pasó su ficha completa y detallada, en la que incluyó su sueldo neto anual —«pero con catorce pagas, que los de la TMB se lo montan»—, la radiografía de tuneo del Renault, pieza a pieza, y el motivo que le había llevado a romper definitivamente con la Yoli, su novia de toda la vida —y cito—: «Y tanto darme la matraca con que me ponga los *pircins*, y cuando me los pongo, va la tía y me suelta que pasa, que le duele y que así ni de coña».

No debería haber preguntado, pero me pudo la curiosidad.

—¿Le dolía? —Y al ver que él no contestaba, añadí—: Pero ¿no eras tú el que se había puesto los *piercings?*

Asintió con la cabeza mientras se tomaba el cortado.

—Es que me puse tres.

—Ah.

—Dos aros en las tetillas y... otro.

¿Las... tetillas? Hacía tanto tiempo que no oía esa palabra que me quedé un poco colgada de mi propio recuerdo, intentando descubrir dónde y cuándo la había oído por última vez. El Enzo leyó perplejidad en mi silencio y quiso explicarse mejor.

—Es que el otro es un *princhalbe.*

—Ajá.

Sonreí, entendiendo que el *princhalbe* en cuestión era alguna modernidad de barrio que yo no tenía computada. Enzo soltó una risilla y me guiñó un ojo.

—¿A que mola?

Intuí que no hacía ningún daño mintiéndole un poco.

—Hombre, depende de cómo sea, Enzo —respondí, revolviendo el hielo del vaso con una sonrisa de mema.

Se le iluminó la cara y tensó los pectorales.

—¿Quieres verlo?

Solté una de esas carcajadas equivocadas de mujer-madura-y-relajada-bajo-el-efecto-del-albariño.

—¿Por qué no?

El Enzo negó con la cabeza, encantado, cogió el móvil de encima de la mesa y, después de manipularlo durante un par de segundos, me lo pasó, lanzándome un guiño de macho, macho.

En la pantalla del móvil solo alcancé a ver una cosa enorme e inflada con forma de ubre, con una boca pequeña de la que colgaba una argolla plateada.

—Ah, qué mono —mentí, inclinando la cabeza como una auténtica especialista en *princhalbes.*

El Enzo salivó e hizo sonar las articulaciones del cuello.

—Te mola, ¿eh? —preguntó con cara de pillo—. No, si ya sabía yo...

Una voz me dijo que había empezado a meterme en aguas cenagosas y que había llegado el momento de recular.

—Hombre —dije, llevándome la servilleta a la boca—, tampoco es que se vea demasiado bien. No voy a engañarte.

Enzo clavó los ojos en la pantalla con el ceño arrugado, miró a un lado y a otro en un gesto que quiso ser discreto y luego se inclinó sobre la mesa hacia mí.

—¿Quieres que te lo enseñe?

El vino. Fue el albariño y el calor. Y las ganas de terminar de una vez con la comida y de volver al silencio y al aire acondicionado de casa.

—Bueno...

Dicho y hecho. El Enzo, alias el tunero del Llobregat, miró una vez más a izquierda y derecha y, sin pensárselo dos veces, se abrió de piernas, se desabrochó la bragueta y, bajándose el Calvin Klein de costuras doradas, me enseñó su secreto: una especie de pepino de mar de dimensiones descomunales de cuya boca colgaba, efectivamente, una argolla de vaca que lanzó destellos cegadores sobre las baldosas del suelo.

—¿A que mola mi *princhalbe?*

Dios mío. Junté las piernas en un acto reflejo y me acordé entonces de Violenta, al tiempo que anotaba mentalmente sacarle los ojos en cuanto lograra dar esquinazo al Enzo el pepino y a su... nautilus.

Media hora más tarde, el Renault tuneado del Enzo me dejaba en casa. Cuando iba a bajar del coche, se inclinó sobre mí y me besó, incrustándome con la lengua en el reposacabezas del coche durante medio minuto.

—Te veré muy pronto, pibón —amenazó, tocándose la cosa y pasándose la lengua por los labios.

Violenta me llamó al poco, ansiosa por saber cómo había ido la cita.

—¿A que es un *peazo* tío el Enzo? —me soltó, entusiasmada.

—No, Violeta. Son dos. Dos pedazos de tío unidos por una argolla son los que hay en tu primo.

—¿Eh?

—Que sí. Que es un encanto —mentí—. Pero creo que... que no va a funcionar, cariño.

—*Joer.* Pues qué pena. Y eso que no has visto lo mejor.

Conté hasta tres antes de hablar.

—Sí, Violenta. Lo he visto. Créeme.

En cuanto colgué, me senté delante del Mac y Wikipedia acudió en mi ayuda. Cuando busqué *«princhalbe piercing»*, el buscador me sugirió: «Quizá quiso decir Prince Albert Piercing. Palabras relacionadas: glande, pene, joya, cicatrización, infección, desgarro vaginal...».

Ahí estaba. La misma argolla del Enzo atravesándole el pepino de mar.

Cuando terminé de leer, escribí en la pizarra de la cocina con tiza roja: «Decimoprimer mandamiento: no mezclarás marisco y albariño en compañía de pepinos tuneados menores de treinta». Luego me tumbé en el sofá y soñé que corría por un huerto lleno de pepinos malignos con colmillos como agujas.

* * *

La ficha de datos que tía Silvia pedía y que, como era de esperar, mamá le dio encantada ayer durante la cena fue la siguiente:

Jean-Claude, cuyo nombre completo es Jean-Claude Martín Vidal, es hijo de María y de Elías, dos inmigrantes que se marcharon de Estada, un pueblo de Huesca, en los años cincuenta huyendo de la penuria y probaron suerte dejándose la espalda y la vida en una granja cerca de Narbona. De ahí el español mecánico e impecable de Jean-Claude. Unos años después de haber terminado la carrera de Medicina, durante unas vacaciones en la Costa Brava, Jean-Claude conoció a Sybille, una osteópata alemana de la que se enamoró y con la que decidió instalarse en Sitges, donde nacieron sus dos hijos, Marc y Pol. Cuando, hace tres años, Sybille y Jean-Claude se divorciaron, ella se quedó en Sitges con los niños y él decidió volver a Francia, al campo, como médico rural, y encontró plaza en la zona del Lot. Al parecer, a pesar del divorcio, Jean-Claude y Sybille siguen teniendo muy buena relación y cada vez que él se escapa a Sitges a ver a los niños —cosa que sucede a menudo—, se aloja en la casa que ella comparte ahora con Ramón, su actual pareja, pero que sigue siendo propiedad conjunta.

Eso fue lo que mamá le contó anoche a tía Silvia, que la escuchaba como si aquello fuera música para sus oídos, asintiendo en silencio cada pocos segundos.

—O sea: médico, cuarenta y dos años y divorciado. Mmmmm..., no está mal, nada mal...

—Y lo guapo que es —la interrumpió mamá, encantada con la conversación—. ¿Has visto qué pelo más bonito tiene? Y tan rizado... Y esos ojos azules... me recuerdan a... a...

—A Brad Pitt, sin duda —decidió tía Silvia, dando una pequeña palmada sobre la mesa—. Pero al del principio, el de *Thelma y Louise*.

—¡Es verdad! ¡Es verdad! —aplaudió mamá—. Pero a mí lo que más me gusta es su sonrisa. ¡Y los dientes! Tan blancos e iguales...

—Un purasangre es lo que es —soltó tía Silvia en un arrebato de calor, agitando las pestañas postizas como las de una jirafa.

—Jijiji —se rio mamá—. ¿Te imaginas que al final resulta que..., bueno..., que tengo un yerno francés? —Tía Silvia la miró con cara de no entender y mamá cogió carrerilla—: Ay, qué cosas, ¿no, Silvia? Regina casada con un toledano y Maica con un francés. Bueno, francés, lo que se dice francés, no es, porque ya te he contado lo de sus padres, pero eso que has dicho del purasangre es tan bonit...

—¿Maica? —preguntó tía Silvia, tensando la espalda—. ¿Con un francés?

—¡Síííí! ¿A que sería fantástico? Además, Jorge decía siempre que en toda familia que se precie tiene que haber un médico y un abogado. Y mira tú por dónde, tendríamos dos en uno. ¡La parejita!

Tía Silvia se llevó la mano a la mejilla y empezó a acariciarse despacio el pómulo con un gesto mecánico que debería haber advertido a mamá que la cosa no iba bien.

—Te voy a decir una cosa, Silvita —volvió a la carga mamá—: Ya me dijo Rossi, que no solo es un trozo de pan, sino que además entiende de estas cosas, que el médico le había echado el ojo a Maica. Aunque ya sabes cómo es la niña —aclaró, encogiéndose de hombros—. Ella ni caso. Que no y que no. Testaruda como su pad...

Tía Silvia soltó una pequeña tos de alivio.

—Bueno, Leti —dijo con la voz aclarada—, a cada una nos gusta lo que nos gusta. Y nadie mejor que una misma para saber cuándo y por qué ha captado o no la atención de un hombre. Por otra parte, debo decir que, aunque Rossi sea un cielo, nadie es infalible, ¿no te parece?

Mamá tomó un sorbo de agua y negó con la cabeza.

—Bueno, bueno... Yo, la verdad, es que cuando ayer Maica me dijo que Jean-Claude la había invitado a cenar a su casa me puse tan conten...

—¿A cenar? —la interrumpió tía Silvia, taladrándome con la mirada.

—Ah, pero ¿no se lo habías dicho, hija?

Inspiré hondo, harta como estaba de tanta cháchara.

—No, mamá. No he tenido tiempo. Además, tampoco sabía que hubiera que pedir permiso a la anciana de la tribu para salir a cenar con un hombre.

Tía Silvia intentó recomponerse y dibujó una sonrisa torcida.

—Pero, hijita, ¿cómo ha sido eso? —preguntó con voz incrédula. Y luego—: Quiero decir que... qué bien, ¿no?

«Cosas que pasan —estuve a punto de responder—. Hoy descubren que hay marihuana en la luna, mañana acaban de construir la Sagrada Familia y pasado, un hombre con dos piernas, dos brazos y una cabeza como los de los dibujos de los niños invita a cenar a tu sobrina porque igual tiene ganas de conocerla mejor, mira tú por dónde». Me contuve.

—Bah, tía. Si es solo una cena de nada.

—Nooooo —saltó mamá—. Solo noooo. Es muy bonito.

—Pues lo que pasó es que ayer —quise explicarme y salir del paso de una vez—, no sé a cuenta de qué, me puse a hablar con Jean-Claude de cocina y esas cosas, y resulta que le dije que con todo esto de mamá, todavía no he podido probar el pato con nueces que sirven aquí en todas partes, y él me dijo que ni hablar, que eso no podía ser, y se ofreció a cocinarlo para mí esta noche. No tiene más misterio. Pura y simple hospitalidad de vecino, tía.

—Hospitalidad, dice, jijiji —soltó mamá con cara de pilla—. Pero, hija, ¿cómo puedes ser tan modesta? Ese santo varón no ha parado de tirarte los tejos desde que apareció por aquí. Si hasta yo me he dado cuenta...

Tía Silvia dejó escapar un suspiro de fastidio y se pasó la servilleta por los labios.

—En fin, Maica, me alegro mucho por ti —dijo con voz gélida—. Ya verás lo bien que te va un poco de... de pato con nueces, para variar.

—Jijiji —volvió a reírse mamá—. Sí, sí, y qué mono, ofrecerse a cocinar. Es como en las películas francesas que dan en los Verdi, esas que pasan en la campiña y en las que el protagonista está solo porque huye de un pasado doloroso, y de repente aparece ella, la española, morena y pechugona, que seguro que es Penélope Cruz, aunque claro, ahora Penélope ya no sale mucho porque tiene dos niños y ya deben de estar en edades difíciles, pero seguro que Javier les cocina a los tres para conciliar un poco lo del sí es sí, aunque...

Tía Silvia se levantó, empujando sin miramientos la silla y rompiendo la tranquilidad de la noche con un chirrido que Duna recibió con un ladrido asustado.

—Bueno, me voy a la cama, niñas —anunció.

—¿Ya? ¿Tan temprano? —saltó mamá, arrebujándose en su albornoz y dejando a la vista el lema de las monjas fluidas—. ¿No habías dicho que íbamos a jugar a la canasta?

Tía Silvia siguió hacia la puerta mientras mascullaba con cara de haber visto una rata en el sumidero:

—No, Leti. Hoy no. Esta noche tengo que meditar.

Mamá la miró con cara de sorpresa, pero no dijo nada. Cuando tía Silvia llegó a la puerta, se paró y se volvió a mirarme.

—Y digo yo, y sin querer meterme donde no me llaman —empezó, frunciendo el ceño—, ¿no te parece que Jean-Claude es un poco... demasiado joven para ti, cielo?

* * *

Una breve entrada en mi diario de ayer a las 22:22.

Rignac, Francia, martes 16 de agosto

Querido diario:

La visita de tía Silvia me ha abierto los ojos y ha terminado por decidirme. Sí, estoy dispuesta a pasar por todos los sofocos, las osteoporosis, las pistoleras, los colesteroles, el caderismo, la sequedad vaginal, los desprendimientos de vejiga, de uretra y de todo mi complicado mundo interior femenino, y prometo portarme bien y ser paciente con mamá y con Regina, hacerme la tonta con Rossi, no juzgarla nunca más en voz alta y hasta tragarme alguno de sus libros (preferiría que no fuera el de *Mujeres que aúllan con la luna o cómo descubrir tu punto K)* y confiar un poco más en Chin. Y prometo también, ya que estamos, que pondré todo de mi parte para trabajarme este odio hacia las azafatas holandesas y hacia los pilotos en general, y perdonar al abuelo Marcelo y a la abuela María por haber traído al mundo a un demonio como papá, porque, al fin y al cabo, qué culpa tuvieron ellos, los pobres, bastante mal lo pasaron en vida.

De verdad, diario: estoy dispuesta a lo que sea, y lo repito, y lo repetiré cuantas veces haga falta, A LO QUE SEA, con tal de no parecerme en nada a tía Silvia si llego a su edad.

Por favor por favor por favor por favor por favor por favor por favor.

Y esta la segunda, de las 02:13 de hoy.

Rignac, Francia, miércoles 17 de agosto

Querido diario:

Sí, claro que me había dado cuenta de que Jean-Claude me cosía a miraditas, ni que fuera mema. Jean-Claude tiene esa cosa francesa —y cuando digo «cosa» quiero decir rasgo, no cosa, cosa, como la del Enzo el pepino (cruzo los dedos)— de hombre, hombre, aunque con un poco de «quiero que sepas que estoy aquí y que te rondo, cariño, pero respeto tu espacio porque los franceses somos gente civilizada, no en vano inventamos la guillotina cuando María Antonieta dijo eso de "antes sin cabeza que sin mis perlas", y respetamos el ritmo del prójimo hasta que se nos afila el diente y lo que no es hueso y dejamos de respetarlo, y cuando eso ocurre, prepárate porque viene lo mejor» que a las mujeres no suele pasarnos desapercibida y que nos puede. O sea, que huele a triángulo de las Bermudas, o lo que es lo mismo: con un hombre así, sabes cómo entras, pero no cómo sales, ni si querrás salir, aunque lo más seguro es que salgas despeinada. Y yo puedo estar mayor, desentrenada y sofocada, eso no lo discuto porque a la vista está, pero todavía me funciona ese sexto sentido con el que las mujeres venimos al mundo. Ese que casi siempre nos pierde, digo.

La cuestión es: ¿qué hago yo a estas alturas saliendo a cenar con un médico de granja francés, ocho años menor que yo, al que no voy a volver a ver en la vida y con el que seguro, seguro, no voy a tener nada en común, salvo el pato, las nueces y quién sabe si un poco o un mucho de ay, ay, sí, sí, más, más, ante, bajo, cabe, con, contra, de y desde?

—Intentar echarle sal al *huevesito, corasón* —diría Virgin.

—Poner a prueba tu madurez ecosexual en un intercambio de fluidos psicoenergéticos controladamente positivos —diría Rossi.

—Comida, merienda y cena, Maica —diría Sarah.

—Qué bonito —diría mamá.

Pues eso, que en el fondo lo he sabido desde el principio, pero como estoy a punto de cumplir los cincuenta y he vivido lo mío, si ese hombre se cree que dorándome la píldora y cocinándome un pato a la nuez me va a tener babeando por sus huesos de médico, ya puede ir bajando de la nube. Estoy segura de que eso es lo que debe de hacer con todas. Seguro que ronda por ahí a la caza de pobres bobas para hincarles el diente. Qué digo ronda: este está compinchado con los que alquilan la casa para que le avisen cuando una de nosotras cae enferma y se reparten el botín. Y luego aparece *monsieur le médecin* con esa carita de cuchi-cuchi-*madame*-ya-estoy-aquí-*oh-là-là* y te hace ojitos, te endosa el estetoscopio y te enrosca la tontería del pato para llevarte a la cama y tomarte el pelo como hacen todos, panda de cretinos es lo que son. Y te digo una cosa, Jean-Claude, vete con cuidado porque estoy muy harta, ¿me oyes? Y no me vengas con mandangas porque yo no soy mamá y a mí no me parece todo «oh, qué bonito», ni los sinvergüenzas «oh, qué monos», así que si se te ha pasado por esa cabeza de... de..., bueno, a lo que voy: que no pienso enamorarme de ti, así que no insistas, demonio de hombre, como si una no tuviera una vida, ni una hija ni un trabajo que la llena para que venga el primer medicucho a ponerte morritos, bajes la guardia y, zas, te enamores como una idiota y luego ya sabemos, claro, a sufrir, a pasar el mono y a tenderme en la consulta de Lucila dos veces a la semana dejándome una fortuna por un hombre que no lo merece y que además ni siquiera es mi tipo. No, Jean-Claude, no me mires con esa cara. No me van los cachitas de ojos azules y gafas de pasta, ni los arrasalotodo de dentadura de anuncio que parece que te escuchan cuando hablas mientras te van mirando el culo cada vez que te mueves, que una tiene mucha vida, pero mucha, y ya puestos te diré otra cosa, listo, que eres un listo...

Dios mío.

Querido diario (II):

Son más de las dos de la madrugada y mañana tengo una cita con un hombre y lo más elegante que tengo en la maleta son unas bragas de a ocho euros el *pack* de tres, unos *shorts* amarillos de Primark que heredé de Rossi el verano pasado y unas Birkenstocks doradas como esas que llevan las jubiladas alemanas que van a morir de insolación a Lloret.

... y tengo las uñas de los pies descascarilladas como las garras de un buitre leonado.

... y con qué cara voy y le exijo yo a mi Chin que deje de enseñar el tanga por esos mundos de Dios si a la mínima que un hombre me da cuerda, me conflictúo —así lo dice Anita cuando tiene algo que la preocupa: «Estoy conflictuada, marita Maica»— y no puedo dormir, y ahora mismo saldría corriendo como estoy por estos campos y...

... y creo que estoy aterrada.

Chin, la cena y también mamá

Madre soltera. Eso soy. O casi. Cuando era muy pequeña y a Chin le preguntaban por su padre, decía: «No tengo». Y también: «Mamá me tuvo sola». Eso, según Rossi, es una patología peligrosa y tipificada con el nombre de Síndrome de la Virgen María, o lo que es lo mismo —y cito literalmente—: «Un síndrome muy común entre las niñas orientales hijas de madre soltera latina que parte de la negación de la sexualidad materna para así reforzar la propia, a falta de un modelo paterno-europeo de peso». Es decir: que Chin decía que de padre nada de nada, que solo madre, y que por eso era tan... china, porque no había habido semillita en el vientre de mamá, solo esfuerzo y mucho, mucho papeleo.

No hace falta que diga que mi pequeña porcelana es preciosa, y aquí podría pasarme horas hablando de ella y alabando sus infinitas virtudes, pero en esa sobredosis de hermosura hay una parte de su cuerpo que destaca muy por encima de las demás y que a mí me cautivó desde la primera vez que la vi desnudita.

Estoy hablando del ombligo. Chin tiene un ombligo tan oriental como lo demás, así, rasgadito, como un rollito de primavera en miniatura, y tan minúsculo que ahora, cuando la veo con el bikini puesto, en vez de un ombligo parece la ranura de un cerdito (de la hucha, quiero decir). Hasta que entró en la adolescencia, cuando la despertaba por las mañanas le levantaba el pijama y le hacía pedorretas en su rollito de primavera, y ella se moría de la risa, feliz como una perdiz.

Curiosamente, desde que se ha hecho mayor, Chin se avergüenza de su ombligo porque, como somos como somos —según Lucila, la suma de nuestros traumas multiplicada por la resta de nuestras arrugas—, se acuerda ahora de que cuando era pequeña e iba a la piscina con el colegio, los niños se reían de ella y le decían que tenía esa cosita porque como había nacido por correo y la habían fabricado en China no le había hecho falta que su mamá le diera de comer, sino que era ahí donde le metían las pilas. Desde luego, menudos demonios son los niños, casi tanto como los padres, pero en versión comprimida y más... maléfica, diga lo que diga Rossi en sus charlas para premamás ecoacuáticas, cuando les lanza eso de: «Ah, estáis a punto de dar a luz al milagro de la vida. Pero, amigas, dejad que os dé un consejo: domesticad desde ahora a la bombillita que lleváis dentro y evitaréis males mayores. Visualizad, chicas, visualizad. Algunas tendréis un fluorescente, otras un foco de discoteca, y las más, una triste bombilla blanca de bajo consumo. Ah, pero la luz es la luz y el mundo, esta joya que disfrutamos a diario, la necesita. Si vuestros hijos iluminan poco, no os desinfléis a la primera y seguid intentándolo. Por eso se le llama a esto el milagro de la vida, queridas mías, porque solo unas pocas lo consiguen».

En fin, que el ombligo de mi Chin es una joya, la joyita de Shanghái, y que es tan suyo como de su madre, que soy yo, y que, aunque ella no lo sabe, por el ombligo de mi hija... yo mato.

* * *

—¿Un... *piercing?*

Ha sido esta mañana, mientras preparaba el desayuno. Cuando me ha sonado el móvil y he visto «Chin» en la pantalla, por poco me da un pasmo, porque no esperaba su llamada hasta dentro de dos días, y el móvil me ha quemado en la mano. Antes de cogerlo, he mirado a mamá y en una décima de segundo un sofocón XXL me ha bañado en sudor.

—Es... Chin.

Cuando lo he cogido, mi joyita de Shanghái ha empezado a contarme que había podido escaquearse y llamarme porque estaban en una ciudad llamada No-Sé-Qué-Shire y les habían dado un par de horas libres para hacer alguna compra. Y Joan por aquí y Joan por allá, que si qué simpático, que si qué bien lo pasan juntos..., bla, bla, bla, hasta que por fin me lo ha soltado.

—Es que, como resulta que Joan se hizo un *piercing* en Barcelona antes de venir...

Me he sentado en el sofá.

—Quería preguntarte...

Duna me ha mirado y ha soltado un gemido.

—Ya sé que no te gustan mucho, mami...

Al fondo, mamá ha puesto la cafetera en el fuego y yo la he visto borrosa, muy borrosa. «¿Que Joan lleva un *piercing?*». Se me ha aclarado la vista de un plumazo en cuanto el pepino de mar con argolla del Enzo ha sobrevolado el salón y la imagen de mi Chin descuajeringada por obra y gracia de ese demonio adolescente me ha dejado sin aire.

—Bueno, que si te importa si me pongo yo también uno.

¿Que si me importaba? ¿A mí? ¿Algo tan a la orden del día entre las adolescentes? ¿Tan estético? ¿Tan... tan? ¿Que si me importaba? ¿Cómo iba a importarme que mi niña se destrozara el cuerpo en el local mugriento de algún *hooligan* inglés de No-Sé-Qué-Shire con una porquería de esas que solo provocan lesiones varias, desgarros, deformaciones, algunas esterilidades y septicemias múltiples? «Santo cielo —me oí pensar—. Voy a necesitar conectarme a una bombona de serotonina como esta niña me vuelva de Inglaterra con algo agujereado».

—Había pensado ponérmelo en el ombligo, mami.

Agh. Nonononononononononono... y no.

—Como Lucía.

Cuando una madre que habla por teléfono con su hija adolescente oye su propio parpadeo, es que o ha caído en coma, ha salido de su propio cuerpo y se está viendo desde el techo mientras a su espalda ve un túnel lleno de luz como los ascensores de El Corte Inglés o es que se ha vuelto de papel, y en el papel alguien ha copiado mil veces: «No volveré a ver a mi hija con vida. No volveré a ver a mi hija con vida. No volveré a...».

Mamá, que me miraba alarmada desde la cocina, me ha preguntado con un gesto que qué pasaba y yo, mientras Chin me presionaba e intentaba convencerme de que «Joan dice no sé qué y Lucía piensa no sé cuántos», he tapado el teléfono con la mano y he susurrado:

—¡Dice que quiere ponerse un *piercing!*

Mamá ha abierto los ojos como platos.

—¿Un *peeling?* Pero, Maica, hija, ¿qué tiene eso de m...?

—No, mamá. ¡Un *piercing!* ¡Un *piercing* en el ombligo como la maldita Lucía!

Mamá ha seguido mirándome con los ojos abiertos durante un par de segundos mientras digería la información. Luego me ha sonreído con esa cara de felicidad que conozco tan bien y que no, no estaba dispuesta a aguantar, así que la he asesinado con la mirada y le he soltado:

—Y como se te ocurra deci: «Oh, qué bonito», te juro que te tomas el café directamente de la cafetera.

Mamá ha vuelto a lo suyo, ofendida, y yo me he remangado y he destapado el altavoz del teléfono.

—Cariño —le he dicho a mi Chin—, me sabe mal decírtelo así, por teléfono, pero hay algo que tienes que saber antes de que hagas una tontería de la que segurísimo te arrepentirás.

—Mami...

—Escucha, Chin: las chinitas como tú tenéis el ombligo que tenéis porque, a diferencia de las europeas, a vosotras solo pueden haceros las transfusiones por ahí. Por eso lo tenéis tan pequeñito, hija, para que os encaje bien el tubito y no se os chorree nada, ¿entiendes lo que te digo? Es más, me ha dicho Rossi que los emperadores Ming, que fueron los que inventaron esos jarrones tan feos que venden en las tiendas de todo a un euro, creían que el ombligo es un punto sagrado del cuerpo femenino, qué digo del cuerpo, del alma, hija. Vamos, que es el punto más telúrico del alma de la mujer, y que, por tanto, no puede tocarse porque se interrumpe la energía positiva y entonces llegan las catástrofes, los tsunamis, los tifones y, sobre todo, las cacofonías. Y, bueno, lo peor es que traes la desgracia a tu familia, porque la energía se enrosca como una víbora y pica todo lo que toca. Y yo sé que eres un cielo de niña y que tú no querrías por nada del mundo que a mami, a la abu y a tía Rossi y a tía Sarah nos pase nada malo con lo que te queremos todas, ¿a que no, cariño?

—Mami...

—Dime, Chini.

—¡Ja, ja, ja, ja...! Las cacofo... ¡Ja, ja, ja, ja, ja...!

La risa de mi Chin se me ha clavado en las costillas como una espada toledana, pero he optado por no hacerme la ofendida y he esperado, respirando deprisa por la boca como dice Rossi que hay que hacerlo cuando «la realidad abofetea a la ficción y la ficción es una misma».

—Desde luego, eres la bomba, mami... ¡Ja, ja, ja! —ha vuelto ella a la carga al otro lado de la línea.

—Bueno, hija, tampoco es para tanto —le he soltado con un tono que ha sonado peor de lo que me habría gustado. Ella, por fin, ha dejado de reírse y me lo ha soltado.

—Bueno, lo que quería decirte es que... que ya me lo he hecho.

«Y yo a veces daría lo que fuera porque me gustara fumar, o beber, o tener uno de esos vicios dañinos que durante un ratito te quitan la ansiedad y te ocupan las manos y la boca, impidiéndote que te autolesiones», he estado a punto de responderle.

—Ajá.

—Pero es muy pequeñito, mami —ha dicho con voz conciliadora—. Casi no se ve. Te lo prometo.

Me he tumbado en el sofá y he cerrado los ojos. «Pues la bofetada que te va a caer en cuanto bajes del avión con ese pepino adolescente de Joan y la mala pécora de Lucía no va a ser pequeñita, de eso puedes estar segura», ha sido lo que no he tenido tiempo de decir, porque en ese momento ha debido de aparecer la celadora con su cronómetro y su cilicio y la llamada ha tocado a su fin, convirtiéndome en una versión actualizada del *Diccionario chino-español de las 200.000 maldiciones* con madre y cafetera al fondo.

* * *

Aparte del episodio de la llamada, el día ha transcurrido más o menos tranquilo porque mamá ya está muy recuperada y tía Silvia la tiene totalmente confiscada, así que las he dejado a su aire y me he ido a Souillac con Duna a hacer unas compras y a tomarme un café. Después de comer ha llegado la siesta de rigor y hacia las ocho me he encerrado en el baño para ducharme y adecentarme, o como bien se ha encargado de sisear la rencorosa de tía Silvia desde la mesa de la terraza al verme pasar al baño con la toalla y la ropa limpia, «el momento milagro».

Yo no sé qué demonios nos pasa a las mujeres durante ese pequeño trayecto que va desde que salimos de la ducha hasta que nos plantamos delante del espejo del baño antes de una cita con un hombre. Es como si de repente, en esos diez segundos, pasáramos del fabuloso reino de las caras perfectas y sonrientes de Lancôme y las pieles suaves y los estómagos tersos de los anuncios de Somatoline al infierno de la versión «antes» de uno de esos anuncios de «adelgace en un mes cuarenta kilos» de cualquier clínica milagrosa de las que aparecen en los cuchés de tercera. Salimos de la ducha como la versión mejorada de Andie MacDowell y llegamos al espejo convertidas en *Mamá cumple cien años*. Y entonces, en la intimidad del cuarto de baño, cuando nadie nos ve, acercamos la cara al espejo y la envidia, que es muy mala pero muy humana, nos susurra desde el otro lado: «Rossi puede que esté un poco chiflada y que sea una farolera, pero ¿has visto las piernas que tiene la muy demonia?», o «¡Qué no serías capaz de hacer tú en este momento por tener los pechos de Virgin, o la cintura de Sarah, o los labios de Violenta, o ese pelo rubio y ondulado de la pequeña camella de Lucía!». Y en ese momento de mujer recién duchada mirándose al espejo con hombre y cena a la vuelta de la esquina caes del guindo y chocas con lo que hay, o peor aún, con lo que hubo y ya no está, y, bueno, mejor me ahorro la mitología y el momento que ha seguido a continuación porque en realidad a lo que voy es que me he quedado delante del espejo desnuda con el pelo recogido en una toalla y mojada como un pato de feria, y durante un par de segundos habría vendido a mamá, a Chini y a Rossi en un *pack* de tres para que Fauna, Flora y Primavera aparecieran volando por la ventana del baño y me regalaran con sus varitas los labios de Angelina Jolie, los pechos falsos de Penélope, las piernas de cualquiera de esas modelos checas o polacas que corretean por los desfiles de Victoria's Secret y los abdominales de la Comaneci cuando la mataban de hambre en Rumanía.

Todo. Lo habría dado todo por no ver a la Maica precincuentona que me ha devuelto el maldito espejo de granja francesa, pero las tres gordas con alas no han aparecido y, después de maldecir entre dientes, he pasado a la Operación Milagro, esa que tan necesaria nos resulta cuando hay que levantar el ánimo en situaciones de alarma 10, y que consiste en mirarte bien, centímetro a centímetro y, después de haber reconocido lo que no hay, sacar partido de lo que ha quedado de este lento e injusto naufragio que es la vida.

Así que en esas estaba, contemplando desconsolada cómo se me agitan las carnes de los brazos cuando los muevo y apretándome la celulitis de las piernas mientras me maldecía por haber dejado las clases de pilates y por no haber ido al sitio ese que se ha puesto tan de moda donde te quitan la piel de naranja a base de molerte a palos con unas varillas de sándalo que seguramente importan de algún falso paraíso asiático, cuando de pronto he visto algo que hasta entonces juro que no estaba allí, un enemigo nuevo recién llegado del planeta OhDiosMío que, una vez localizado e identificado, me ha provocado un sofocón de tal magnitud que he estado a punto de volver corriendo a la ducha.

El enemigo era alargado y blando, y cuando lo he tocado, se ha hundido. Luego ha vuelto a aparecer.

¿Un... michelín?

Santo cielo.

Ahí estaba, recién instalado en mi tripa como un okupa engordado por su propia maldad. Me he puesto enseguida las bragas, pero me he dado cuenta de que por mucho que intentara subírmelas, jamás llegaría tan arriba. «¿Y una faja? ¿De dónde saco yo una faja? A no ser que se la pida a tía Silvia, y eso sí que no, antes me lo rebano con el cuchillo del pan. Además, las fajas de tía Silvia deben de ser por lo menos de pladur para contener sus setenta y cinco años de gravedad, así que ni hablar». Entonces he hecho por primera vez delante del espejo algo que durante años había jurado y rejurado que no haría mientras viviera.

He estirado la espalda, he sacado aire y he metido barriga.

El Síndrome de la Falsa Gallina es, según Rossi, una de las muchas enfermedades calificadas por la OMS como «raras», aunque yo no sé a qué narices consideran raro los idiotas de la OMS, porque viendo la cantidad de especímenes de gallináceas que corretean por las playas del mundo con la tripa hundida y el culo salido, está claro que no estamos ante una enfermedad, señores de la OMS, sino de una pandemia que no tiene cura, porque algo me dice que cuando una cae en el mete-panza, el mete-panza no te abandona.

Y en ese instante, el espejo me ha confesado mi verdad más dolorosa.

Dios mío. Soy una gallina novata.

Me he sentado en el váter a pensar qué hacer durante un par de minutos mientras al otro lado de la ventana las voces de tía Silvia y de mamá se reían encantadas, de vez en cuando intercaladas por una voz más grave.

¿Más grave?

¿Jean-Claude?

«Pero si falta casi media hora para las ocho».

Más risas. Me he parado a escuchar con atención. Sí, era Jean-Claude, y sí, tanto él como mamá y tía Silvia conversaban animadamente.

Y, claro, me ha podido un poco la curiosidad.

Y, claro, me he acercado a la ventana y he puesto la oreja.

Y, claro, la curiosidad ha matado a la cincuentona con su pequeña/mediana sanguijuela pegada a la tripa.

—Hay que ver, Jean —decía tía Silvia—, cuando ayer Leti me dijo que ibas a venir a buscar a Maica para sacarla a cenar, me dije: desde luego, este hombre es un santo varón. Y no te imaginas la alegría que me llevé, porque, créeme, si alguien se merece una oportunidad en esta vida, esa es nuestra Maica.

He cogido la toalla pequeña y me he secado la cara.

¿Nuestra Maica?

Eso ha dicho tía Silvia. Y más cosas.

—Maica es una mujer como pocas, Jean, créeme. Con un corazón inmenso y una inteligencia que no le cabe en ese cuerpo, te lo digo yo que la conozco bien y que, mal que mal, por mi profesión, dura donde las haya, me dedico a observar a las personas, sobre todo a las mujeres. —Un silencio breve—: Supongo que las niñas ya te habrán dicho que soy escritora —ha soltado, añadiendo a la confesión una risa como una tos seca de lady británica—. En fin, que estamos encantadas contigo, Jean, y que sabemos que Maica está en buenas manos. ¿Verdad, Leti?

—Ay, sí —ha dicho mamá—. Nos hace tanta ilusión que salga a cenar contigo... ¡Y pato, nada más y nada menos! Con lo que le gusta el pato a Maica. Ni te lo imaginas, Juan. Desde que llegamos, no hay manera de que se quite el pato de la cabeza. ¿Que estábamos en el súper? Pues a la sección de patos que iba ella. ¿Que en una crepería? Allá que iba Maica a preguntar por los *crêpes* de pato. ¿Que en una pastelería? Pues pastel de pato. ¿Que en la gasolinera? Pues la lata de p...

—Sí, bueno, Leti —la ha interrumpido tía Silvia con esa risa de lady inglesa disecada—. Creo que nuestro Jean se ha hecho ya una idea de lo... patosa que es nuestra Maica. —Silencio—. Huy, qué tontuela —ha vuelto tía Silvia con su risilla de papel maché—, patosa por amante de los patos, no por torpe, no me interpretes mal.

«Ya decía yo que tanta bondad no podía ser», he pensado mientras me pasaba el hilo dental con la misma delicadeza que una de esas máquinas que cortan el pan de molde en el súper.

—No, mi querido Jean, nuestra Maica no tiene nada de torpe, por supuesto —ha insistido—. Es solo que a veces parece que se pelee un poco con la vida, nada más.

«Cuánta razón, tía», he pensado, tirando las hilachas de seda dental a la basura.

—Aunque, claro, en su caso, no la culpo —ha seguido—, porque ha tenido y tiene que bregar con tanto, la pobre...

He oído un tintineo que debía de venir de las tazas de té y enseguida ha vuelto a atacar tía Silvia con su discurso de directora general de Paparruchas S. L. en versión Home Cinema.

—Imagínate, *mon cher,* sacar adelante sola a esa pobre niña china adoptada y trabajar como una loca para poner de acuerdo a esa panda de divorciadas rencorosas y de macarras violentos..., y con tan mala suerte con los hombres... Si es que todos se le van, ¡todos! Y yo, que la quiero como una hermana, porque deja que te diga que por edad podría ser mi hermana, siempre intento aconsejarla. «No deberías ser tan agresiva con los hombres», no paro de decirle. «No, Maiquita, hija. A los hombres no les gustan las mujeres con ciertos trastornos de personalidad, tan celosas y enfermas. Si es que a estas alturas ellos ya no quieren esa clase de hembra alfa agresiva y violenta que rompe platos y copas cuando él se retrasa cinco minutos por culpa de un atasco. El hombre de ahora es distinto», le digo. Pero, claro, cada una tiene su trayectoria personal, y tampoco podemos culparla por estar tan rabiosa. Cada vez que la oigo decir eso de «qué ganas tengo de pillar a un hombre despistado para cortarle lo que le cuelga y darle su merecido», así como lo dice ella, confieso que temo por mi sobrina, sí, pero, sobre todo, por el pobre incauto que caiga en sus manos, porque, *mon cher,* no todos los hombres sois iguales. Eso es como decir que todos los chinos comen perros o que a todas las polacas les gusta sentarse en una silla de plástico en las carreteras de los países civilizados para dar alegría y descarga a nuestros camioneros. ¿A que no, Jean, querido?

Me he levantado de un salto con el corazón a mil por hora y he empezado a vestirme a la carrera porque he entendido que los segundos eran preciosos con un enemigo de semejante calado. «Como tía Silvia siga sembrando minas a esta velocidad, Jean-Claude y yo vamos a tener que salir de aquí en zepelín», he pensado antes de enchufar el secador.

Entonces ha llegado el momento pelo, o lo que es lo mismo, ese paréntesis que nos damos las mujeres cuando el runrún del secador nos aísla del mundo y nos quedamos solas con la amiga y con la enemiga que llevamos dentro. En mi caso, la amiga ha llegado mientras me secaba el lado derecho y lo ha hecho ilusionada, demasiado, empezando a soltarme su discursito de siempre: «¿Lo ves como cuando menos te lo esperas aparece alguien que te sorprende? Tú déjate disfrutar, Maica. Total, no tienes nada que perder. Lo menos que te llevas es una cena con un hombre que está para... que no está nada mal, y lo más, ¿quién sabe? ¡Igual es el hombre de tu vida! No te pongas tensa ni a la defensiva, y cuenta hasta diez antes de soltar cualquier burrada, hazme el favor, que te conozco. Verás como todo sale bien, ten un poco de confianza, para variar. Pues si te enamoras, te enamoras, ¿o qué te crees?, ¿que vas a ser la primera mujer que se enamora durante unas vacaciones? A lo mejor es él quien se enamora, tú qué sabes, mujer... R-E-L-Á-J-A-T-E, por favor te lo pido.

La enemiga ha llegado cuando he empezado con el lado izquierdo. Esta vez el runrún del secador traía una voz sospechosamente parecida a la de tía Silvia: «Pero, Maica, cielo, este hombre debe de tener a todas las granjeras comenueces del valle de la Lotería a sus pies, haciéndole la ola y lanzándole las bragas al coche como a un torero cada vez que pasa por delante de sus casas, ¿cómo quieres que se fije en una turista accidental y cincuentona como tú? Vamos, hija, aterriza. Es una cena, una C-E-N-A, no una cena-pasamos-directamente-al-postre-quédate-a-dormir-quiero-casarme-contigo-cuchi-cuchi como cuando tenías veinte años, sino una cena de cortesía entre médico y abogada. *Hospitalité,* la llaman aquí. Además, ¿y qué si él quiere algo más? En cuanto te vea el michelín, la celulitis y esta cintura de abejorra, te va a poner una de esas caras de «ah, mmm, ejem» que ponen los hombres con estudios cuando no quieren ofender, y te dirá eso de «mejor lo dejamos». Luego te traerá a casa y te dejará en la puerta como un buen francés, y mamá te estará esperando con su pijama de osos y una taza de chocolate caliente como en las películas americanas de mujeres frustradas y..., en fin, Maica, ahora inspira hondo y repite conmigo: «No te vas a ilusionar, no te vas a ilusionar, no te vas a ilusionar, no te vas a ilusionar».

Cinco minutos y doscientos «no te vas a ilusionar» más tarde, he apagado el secador, he estirado la espalda, he metido barriga y he salido del baño totalmente decidida a pillar a Jean-Claude por banda y decirle que ni hablar, que si lo que quería era compañía para cenar que llamara a Teleidiota, porque de mí ya no se ríe nadie más, y que el pato se lo cocine a las golfas pechugonas esas de las granjas vecinas, pero en cuanto lo he visto sentado de espaldas a la mesa de la terraza con mamá, con ese cuello de toro, esos brazos bronceados y ese pelo negro, y he oído su risa de hombre hombre, me han temblado un poco las piernas y se me ha olvidado de un plumazo la tabla del no-te-ilusiones. Por un momento, he notado la boca pastosa y he sentido una cosa aquí, entre lo que es el ombligo y los muslos, que me ha advertido de lo peor mientras veía parpadear el mensaje de PELIGRO PELIGRO PELIGRO en la pantalla de mi televisor personal, aunque enseguida me he recompuesto y me he visto aparecer en primer plano con cara de «bah, a mí con esas», mientras desde algún rincón de la terraza la voz rasposa de tía Silvia quemaba su último cartucho.

—Y, francamente, Jean, aquí, entre nosotros, ya lo decía la gran Corín Tellado, buena amiga y admirada colega, que en gloria esté: no hay nada más liberador que reconocer lo que somos. Y yo estoy cansada de repetírselo, créeme: «Maica, cielo, no pasa nada. Las lesbianas sois mujeres normales..., o sea, humanas...». Bueno, tú ya me entiendes, *mon cher.* «Que no te gusten los hombres no quiere decir que seas un bicho raro», le digo. «Ya sabes que nosotras te vamos a querer igual». —Y ha soltado un suspiro de actriz antes de rematar—: Pero ella no lo lleva bien. No, señor. Y por eso se mete en los líos que se mete, la pobre, rompiendo los corazones de esos pobres hombres que no saben..., en fin, la verdad.

Justo he salido a la terraza y todo han sido sonrisas y alegrías varias, sinceras las de mamá y las de Jean-Claude, tensas las de tía Silvia. Cuando, cinco minutos después, Jean-Claude y yo nos hemos levantado para marcharnos y él ha pasado un minuto al lavabo, no he podido contenerme. Me he acercado despacio a tía Silvia y, aprovechando que mamá estaba en la cocina, le he dicho:

—Tía querida, vamos a jugar a un juego que te va a encantar. ¿A que te apetece mucho? —Me ha mirado con cara de no entender, pero me ha dado igual. Le he soltado de carrerilla—: Es el veo veo, tía. Yo veo y tú adivinas, ¿vale? Pues empezamos. Veo veo una criatura con dos cuernos y un rabo laaaaaargo, bañada en Eau de Azufre, que está sentada a mi derecha. ¿Que con qué letrita, dices? Pues empieza con la letrita «hija» y termina con la letrita «de puta». ¿Quién es?

Ni siquiera ha parpadeado. Simplemente, ha estirado el cuello como una avestruza y ha inclinado ligeramente la cabeza, digna como el vivo retrato del mal.

—Ah, ¿que no lo sabes? —le he dicho a la oreja mientras veía salir a Jean-Claude del baño—. Yo te ayudaré, tía querida. Es una tiranosauria chiflada de doscientos cincuenta años que hoy ha sido una niña muuuuuy mala y que tiene la lengua muuuuuy larga. ¿Más pistas, dices? Pues la demonia fea y malvada tiene una sobrinita que está muuuuuy harta y que en cuanto vuelva de su cita con el teniente francés le va a descoser todas las costuras que le mantienen en pie el andamiaje como no se largue mañana a primera hora a su aquelarre de escritoras chifladas y desaparezca de su vista.

Entonces ha llegado Jean-Claude, y mientras él se despedía de mamá y de tía Silvia, he aprovechado para hacer una serie corta y de urgencia de respiraciones-pinza con la nariz para calmar la ansiedad e irrigar un poco el lóbulo frontal.

Luego, cuando nos íbamos hacia el coche, tía Silvia nos ha alcanzado un poco a la carrera y me ha dado un pequeño paquete envuelto en papel de regalo con cara de arrepentida.

—Toma, hija. Para que veas lo mal que me has juzgado y el poco rencor que te guarda tu tía. —Y al ver que yo no sabía si aceptar o no el paquete, me lo ha metido en el bolso y me ha dicho al oído—: Seguro que lo necesitas. Hazme caso.

Jean-Claude, que debe de estar acostumbrado a toda suerte de chifladas como ella en este valle, ha puesto cara de hombre comprensivo y empático con las deficiencias de la condición humana que yo no sé si he agradecido.

Cosas que empiezan y cosas que terminan

Desgraciadamente, el mundo está lleno de leyes que no son las que manejamos en los juzgados y que cuesta controlar. Tenemos, por ejemplo, la ley de Murphy, la de la relatividad o la de la atracción; otras más peliculeras como la ley del deseo, la de la calle o la del silencio, y por fin está esa que mi gran amiga y a veces pesadilla customizada, la gran doctora Rossi, llama la ley de las amigas en frecuencia modulada, o lo que es lo mismo: esa que, quién sabe por qué desconfigurada conjunción astral, hace que algunas amigas tengan la maldita costumbre de terminar sus relaciones cuando nosotras empezamos una, aguándonos una fiesta ya de por sí poco fiable.

Pero es que, como dice Peña, la portera de casa, que tiene muchas tablas, tres hijas como tres contenedores de Repsol y dos exmaridos desaparecidos en combate: «Lo de las amigas es muy fuerte, señora Maica. Siempre está la típica que espera a que pilles a un hombre para lagartearte la felicidad. Si es que las mujeres somos muy nuestras, oiga».

Hay que ver cuánta razón y cuánta sensibilidad se ocultan en las porterías de este país.

* * *

Dormir, dormir y dormir. Es media mañana, fuera llueve y mamá me ha dejado su habitación porque es la más silenciosa de la casa y sabe que necesito descansar, lejos de la mirada rencorosa y rapaz de tía Silvia, que ha aparecido a desayunar con la cara cubierta de una especie de emplasto verde y con renovadas ganas de guerra antes de marcharse.

Y es que, aunque han sido poco más de doce horas, parece que haya estado fuera diez años.

¿Que cómo fue? ¿La cena?

Pues había lo que cualquiera de nosotras habría imaginado encontrar en la pequeña casa de campo de un médico francés divorciado y cuarentón. O sea: una sola planta, ventanales de doble cristal, madera, madera y madera, calefacción central, alfombras orientales en el suelo, velas, chimenea encendida con sofá blanco delante y música de Diana Krall hasta en los altavoces del cuarto de baño.

Y pato con nueces, claro.

Hay que reconocer que para eso, para lo de las citas, los franceses son... muy franceses.

Jean-Claude estuvo encantador y también hospitalario. Empezamos en el sofá con un vinito blanco y una bandeja de marisco que él mismo había preparado, y dedicamos el aperitivo a hablar de generalidades como Francia, España, la vida aquí y la vida allí, el campo y la ciudad, que si ahora un poco más de vinito, que si el cambio climático, que si la crisis, que si el precio del petróleo, que si viajar, que si las huelgas de controladores aéreos, que si hay que ver lo que cobran y la vidorra que se pegan..., y ahí se me torció un poco el oremus porque me acordé del no-padre y de algunas cosillas, y claro, con el vino, el calorcillo y eso, me solté un poco y me lancé en plancha con lo de que los pilotos son unos cabrones y las azafatas holandesas, unas zorras sin bragas que van aspirando cuanta bragueta española de uniforme se encuentran en las cabinas de los aviones, sobre todo las Anekkes del mundo, a las que habría que gasear, pero despacio, muy despacio, y después meterlas en un bidón de...

Me excusé a tiempo y pasé al baño para refrescarme un poco y echarme debajo de la lengua un buen chorro de Rescate, el mejunje calmalotodo de flores de Bach que me dejó Rossi al marcharse, «por si las moscas», dijo. Luego, ya más tranquila, volví al salón y pasamos a la mesa. Jean-Claude se había puesto un poco más cómodo y se había desabrochado un par de botones de la camisa, dejando a la vista una mata de pelo negro sobre un pecho bronceado y fibroso que me cortó el Rescate de cuajo y que me provocó eso que Sarah llama un momento Manolo (sí, las mujeres también los tenemos), ese tic nervioso que se les manifiesta a los hombres cuando de pronto se dan cuenta de que debajo de la camisa tienes un par de pechos, y cada cinco segundos te clavan los ojos entre el derecho y el izquierdo como si se les hubiera perdido el carné de socio del club de fútbol y una llevara la llave de la oficina de objetos perdidos en el sujetador. Pues eso mismo fue lo que me vi haciendo yo con Jean-Claude, imantada por esos ojos, ese cuello y esos labios que de pronto se habían convertido en el único paisaje posible, silenciando a la pesada de Diana Krall con un «quiero eso, quiero eso, quiero eso» obsesivo y manolístico que logré apartar de mi cabeza cuando él se levantó a buscar una botella de agua y, por primera vez (bueno, confieso que puede que no fuera la primera vez, pero casi), le vi de pie delante de mí y me fijé en lo bien que le quedaban los vaqueros, así, ajustados, marcándole pelo, pico y pata, como dice Virgin, y empecé a salivar otra vez, pero bien, como Duna cuando le sirvo los restos del cordero de la cena.

Luego llegaron el pato y las nueces, y con la segunda botella de vino empecé a mantener una de esas dobles conversaciones que, ay, desgracia entre las desgracias, solo podemos llevar las mujeres y nadie más que las mujeres, porque es muy cierto eso de que solo nosotras podemos hacer más de una cosa a la vez.

Es decir, ya metidos en materia más íntima, a su pregunta de: «¿Y hace mucho que estás sola, Maica?», la respuesta que inventé para él y que él oyó fue: «Hará unos tres años. Salí un tiempo con un juez, pero no funcionó». La respuesta que no le di, y que por tanto él no oyó, fue: «Como no me quites esos ojos de encima, Jean, juro por mi padre, que ha de freírse en el infierno con su sevillana XXL, que no voy a poder seguir siendo dueña de mis actos mucho tiempo más, encanto».

O, a su siguiente pregunta de: «¿Y no echas de menos tener a alguien en tu vida?». La respuesta beta fue: «Hombre, depende del momento. Reconozco que la soledad no siempre es la mejor opción, aunque todo tiene sus cosas buenas y sus cosas no tan buenas, ¿no crees?». La respuesta alfa fue: «No quiero pato. No quiero postre. ¡No quiero hablar más! Lo que quiero es sentir encima esas manos, ese pecho y esa boca, y como tardemos mucho voy a empezar a autolesionarme aquí mismo con el cuchillo del pan, demonio».

O, a su siguiente reflexión: «Sí, entiendo lo que dices, pero los humanos somos animales sociales y la compañía es importante. Bueno, y quien dice compañía, dice otras cosas. Está la ternura, la complicidad..., el sexo...». En ese caso, mi respuesta alfa y mi respuesta beta encontraron una salida unánime:

—El sexo, sí. El sexo es fundamental, y necesario y, ah, tan natural que no hay que retrasarlo, porque cuando le ponemos trabas y alargamos la espera, es como cuando estás en la peluquería y tienes prisa y la boba de Lisa, que es la sobrina de mi peluquera, se pone a hablar, y habla y habla con las manos en alto antes de hacerte un masaje con la mascarilla y tú la escuchas, pero en realidad lo que quieres es que empiece, y cuando ya no puedes más y ella dale que te pego, llega un momento en que te vuelves y le gritas: «¡Quieres hacer el favor de callarte y ponerme las manos encima de una vez, pedazo de cotorra del demonio, que ya llevamos una hora mareando la perdiz y la perdiz mareada se vuelve asesina después de dos botellas de vino blanco, y yo hace dos reencarnaciones que no pruebo un trozo de carne viva de hombre y como no me toques voy a tener que romper el doble cristal de la ventana para que entre un poco de aire frío y se lleve todo este nubarrón de feromonas que me tienen a punto de combustionar!».

Jean-Claude me miró como si tuviera delante a la mismísima Gioconda vestida de Fumanchú y luego se echó a reír con esa risa tan contagiosa y tan de hombre de anuncio de Brummel que yo ni siquiera tuve tiempo de avergonzarme, porque me vi desde arriba y vi lo que él debía de estar viendo, y con el puntillo del vino, las nueces, el marisco y toda la mandanga, también yo tuve que reírme, y así, riéndonos los dos, se me ocurrió que qué gusto poder reírme con un hombre, tan a la vez y tan cómplices los dos, y de repente sentí una cosa aquí, por debajo del ombligo, como un calorcillo que me hizo respirar mejor, y cuando volví a mirarle, se me cortó la respiración porque le vi levantarse despacio y rodear la mesa sin quitarme los ojos de encima hasta quedarse plantado a dos centímetros de mí, con su... su cosa a la altura de mis ojos en primer plano, hasta que se agachó y, levantándome la barbilla con el dedo, me dio un beso con toda esa dulzura y esa caballería rusticana que lleva dentro el doctor.

Me quedé lela.

«Dios mío —recuerdo que pensé mientras cerraba los ojos y disfrutaba sintiendo como ese trocito de Francia se me deshacía en la boca—. Vas a meterte en un lío, Maica. Y en un lío gordo, gordo». En ese momento abrí los ojos y quise decirle que no, que Cenicienta tenía que volver a casa porque estaba a punto de convertirse en hiena peluda y que mejor dejarlo ahí porque el neón que estaba viendo titilar en sus ojos decía: «Ni se te ocurra, Maica. Como caigas, de esta no sales», pero lo que la Maica alfa decía por lo bajo era: «Te voy a comer enterito, doctor, y, cuando termine, me van a encontrar por esos campos de Dios como una anaconda después de la cena», pero no me dio tiempo a decir nada porque en ese momento él volvió a besarme y yo puse las manos en esos hombros por los que corre la sangre del Ebro y...

Y entonces viví un «episodio de mal enganche» y solté un grito como de caniche que hizo que la pompa de azul ilusión me estallara en las narices y que a Diana Krall se le olvidara la letra de la estrofa que cantaba en ese momento.

«Un episodio de mal enganche» es uno de esos desgraciados momentos en los que, por esas casualidades de la vida, una se pone unas braguitas de una talla demasiado optimista y, cuando menos te lo esperas, zas, la goma de la braga te pellizca la... la cosa, y sientes como si te hubieras sentado encima del tacón de una azafata de KLM calentado al rojo vivo y te levantas dando un brinco y el hombre que tienes pegado a ti te mira como si estuvieras chiflada. Pero una, que ya es mayor y que ha toreado en varias plazas, y no todas en capitales de provincia, sabe improvisar, así que le dije a Jean-Claude que tenía una pequeña urgencia y que necesitaba pasar al baño, pero mira tú por dónde que en ese momento me sonó el iPhone y, aunque a punto estuve de no contestar, se me ocurrió que quizá había pasado algo en casa, o a mamá, o a Chin, así que fui a por el bolso y volví a sentarme a la mesa, pero entre el vino, el pellizco en los bajos y la ansiedad, el bolso parecía haberse convertido en un agujero negro y no había forma de encontrar nada, así que al final lo volqué encima de la mesa y entre el monedero, los kleenex, la agenda, llaves, pintalabios, limas, facturas, bolsas de plástico para recoger las cacas de Duna, las Tena de mamá, el blíster de ibuprofeno, dos compresas, un pañuelo, cuatro sobres de Almax, la caja de Trankimazin, el frasco de Rescate y el paquetito que me había regalado tía Silvia, apareció por fin el iPhone.

En la pantalla vi parpadear el nombre de SARAH.

¿SARAH?

Lo cogí. Al otro lado de la línea, ella me recibió como agua de mayo. Enseguida la noté extraña. Ansiosa.

—Es que..., ay, Maica, necesito pedirte un favor —dijo.

El favor que Sarah quería pedirme era que la dejara instalarse en casa una temporada —«hasta que encuentre algo», dijo—, porque había tenido una bronca con Bego, su última novia, con la que lleva viviendo desde hace un par de años, y Bego la «había echado a la calle». Le dije que sí, que por supuesto, que ya sabía cuál era su habitación. Cuando pregunté que qué había pasado, contestó:

—Es que..., bueno...

«Ya. Hay otra», pensé.

—He conocido a otra persona, Maica.

—¿«He conocido» quiere decir que Bego, alias la mujer policía, te ha pillado con las manos en el... de otra?

—Sí.

—Desde luego, Sarah...

—Esta vez es distinto, Maica.

—Siempre son distintas, cariño. Por eso se te van las manos.

En el segundo de silencio que siguió y que yo aproveché para mirar a Jean-Claude y decirle con la mirada que enseguida estaba con él, le vi ceñudo y concentrado en uno de los doscientos cincuenta objetos que habían salido despedidos de mi bolso y que prácticamente llenaban mi lado de la mesa. Se trataba del regalito de tía Silvia, al que con tanto busca y rebusca se le había roto el papel de regalo y asomaba prácticamente entero. Me incliné un poco sobre la mesa y se me cortó la respiración en cuanto entendí lo que era e imaginé a tía Silvia sonriendo con cara de rencor satisfecho mientras canturreaba:

—Veo veo, ¿qué ves? Un tubito de pomada. ¿Que con qué letrita empieza? Pues empieza con la letrita V y termina con la letrita L. ¿V-A-G-I-N-E... S-I-L?

Cerré la mano sobre el tubo y lo guardé *ipso facto* en el bolso con una sonrisa tensa dedicada a Jean-Claude mientras al otro lado de la línea Sarah me soltaba que sí, que esta vez era diferente porque se había enamorado de verdad, de una mujer de verdad, bla, bla, bla, de verdad, y se arrancó a cantarme las loas y alabanzas de la nueva soldado Ryan que acababa de meter en su vida hasta que tuve que cortarla y despedirla discretamente.

—Me lo cuentas cuando llegue, cariño, ¿te parece? Ahora vete a mi casa, tómate algo, lo que quieras, e instálate.

En cuanto colgué, me acerqué a Jean-Claude y me colgué de su cuello, soltándole al oído:

—¿Por dónde íbamos, *monsieur*?

No sé si fue lo de «*Monsieur*» o la voz ronca que me salió, pero diez segundos más tarde estábamos en el sofá, yo debajo y él encima, y lo que tenía paseándose sobre mis pechos no era el estetoscopio del doctor, sino sus manazas de explorador graduado con matrícula de honor en la academia del Coronel Tapioca. Y entonces, cuando empezó a quitarse la ropa, y a mí iban dándome seis microinfartos por segundo mientras veía lo que veía, me entró un terror espantoso a que de sus bóxers blancos asomara de pronto un pepino de mar con argolla como el del Enzo y así, a lo tonto y sin pensarlo, me arranqué con un «Dios mío, que no tenga un pepino, por favor por favor por favor por favor, un pepino no», hasta que él se quitó los calzoncillos y di gracias a Santa Ágata y a San Víctor por haberme librado del sector de las hortalizas.

Lo que encontré cabeceando delante de mí era...

¡Un delfín! Qué digo un delfín. ¡El mismísimo rey de los delfines, sonriente y juguetón como si acabaran de enseñarle un cubo de pescado fresco! Y en ese momento me vino a la cabeza mamá y no pude remediar pensar un «oh, qué bonitooooooo» mientras disfrutaba del espectáculo de mis dos delfines, el grande y el pequeño, y relajaba la barriga porque, en el fondo, a esas alturas y con todo a la vista, mi michelín ya no era tal, sino un tres estrellas Michelín.

—Creo que estoy fibrilando, doctor —fue lo único que se me ocurrió decir ante ese milagro marino mientras la maravilla sonriente se acercaba más y más con ganas de jugar, y en algún rincón de mi microconciencia oí una voz metálica de mujer, como la de los concursos enlatados de Tele 5, que decía: «Este acuario abrirá sus compuertas en 4, 3, 2, 1. Abriendo».

Y entonces...

Entonces hubo tres «entonces» como las tres hadas gordas que me habían dejado colgada en el baño horas antes: el primero —el de reconocimiento— en el sofá. El segundo —el de perfeccionamiento— una hora más tarde sobre la alfombra, delante de la chimenea y después de una última copita de vino blanco, como en las películas austríacas de los domingos. Y el tercero, ah, el tercero —el que, según la doctora Rossi, «como dice un estudio de la Universidad Pontificia de Rapa-Nui, Ohio, nos diferencia del mono porque hemos entrado ya en comunión enérgico-magnética con el otro y fluye lo kármico y lo cárnico entre las dos partes», o sea, que dejamos de ser Bongo y Bonga para convertirnos en «Yo, Tarzán; tú, Jane»— ha sido esta mañana al despertar, cuando he abierto el ojo y, al verme abrazada por Jean-Claude en la cama, me he palpado a tientas el michelín por si el milagro había sido completo y tanta delfinoterapia lo había hecho desaparecer, y he empezado a salir de la cama sin hacer ruido mientras me decía: «Hora de volver a casa, Cenicienta. O te vas ahora o no vas a querer irte y pasará que terminarás desayunando con él y duchándote con él y riéndote con él, y hasta leyendo el periódico con él... y empezarás a imaginar cosas que no son y a hacer planes... con él... y el problema va a ser gordo, pero en francés, que es casi igual de terrible, pero el doble, porque ya sabemos cómo son de *très compliqués* aquí las cosas cuando se complican».

Cuando me he sentado en la cama, Jean-Claude se ha incorporado sobre la almohada, me ha besado el cuello y me ha dicho:

—Quédate.

Y yo... pues eso: un problema gordo, pero gordo, es lo que tengo.

Al llegar a casa me he encontrado con mamá tapizada de osos amorosos y sentada a la mesa de la cocina con dos tazones de chocolate caliente. En cuanto me ha visto, se le han erizado las orejas como a Nene y ha sonreído.

—Estás... iluminada, hija —ha dicho—. Pareces un Gusiluz.

Me he sentado despacio, he cerrado las manos alrededor de una taza, he inspirado hondo y he dejado pasar unos segundos mientras la ventana se convertía en el cristal de un acuario y allí, nadando como un campeón, estaba mi delfín, sonriéndome desde las aguas y diciéndome: «¿Nos vemos esta tarde, Maica?». Y ahí estaba yo también, con mi cola de sirena de escamas doradas y una trenza larga, larga, larga, el vientre plano y adolescente como el de Chin y un diamante en el ombligo que brillaba hipnótico como uno de esos dientes de oro macizo de matón panameño, meneando los brazos al ritmo embriagador de una canción de las hawaianas que salen en las películas de Elvis.

—Que si te apetecen unas tostadas, cariño —he oído decir a mamá con voz de hay-que-ver-qué-despertar-tan-difícil-tienes.

Le he dicho que sí con la cabeza, aunque me ha sido imposible apartar los ojos de la ventana mientras ella me pasaba un par de tostadas, me acercaba la mantequilla y la mermelada y se me quedaba mirando en silencio, esperando algo. Un par de instantes después me he dado cuenta de lo que mamá debía de estar viendo.

«Una cincuentona adolescente y encandilada después de una noche de pato, nueces y deportes náuticos varios en la mesa, la alfombra y la cama de un médico de pueblo francés», eso es lo que debe de estar viendo la pobre. Y me he sentido ridícula y fuera de lugar, y la Maica beta, la cabezona, ha dado un golpe sobre la mesa y ha decidido comportarse.

—Perdona, mamá. Es que estoy un poco cansada.

—Sí, hija —ha dicho ella con una sonrisa que no ha sabido disimular—. Eso también.

¿Eso también?

De repente, mamá ha querido jugar a las sutilezas y la Maica beta no estaba de humor, mira tú por dónde.

«No, también no, mamá —he estado a punto de decirle—, así que deja de montarte películas sobre el futuro yerno médico de tu hija abogada porque ni hablar del peluquín. De hecho, por no estar, ni siquiera estoy ilusionada, que lo sepas. Simplemente estoy... satisfecha. Eso es: SA-TIS-FE-CHA, que te quede claro. Y deja ya de mirarme así porque no me gusta. Pues eso: que aquí no ha pasado nada. El médico en su consulta, tu hija satisfecha, y aquí paz y después... ¿después?».

—A mí Jean-Claude me gusta mucho, cariño —ha dicho ella, sin atreverse a mirarme.

He cogido una tostada y me he dado cuenta de que no tenía cuchillo con el que untar la mantequilla.

—¿Podrías pasarme un delfín del cajón, por favor? —le he preguntado con voz de malas pulgas.

—¿Un... delfín, cielito? —Esa ha sido tía Silvia, a la que he encontrado de pie junto a mí, con la cara cubierta de ese maldito fango milagroso del Nilo, la mano apoyada en el respaldo de la silla y una ceja arqueada—. Por cierto, y ahora que tocamos el tema fauna: ¿sabes por casualidad cómo se dice «perra» en francés, querida?

—Creo que..., mmm..., *perr* —ha saltado mamá al instante con una sonrisa de niña aplicada.

«Dios mío», es lo que hemos pensado tía Silvia y yo, porque mamá nos ha mirado con cara de no entender y ha doblado su apuesta.

—Ay, no, qué boba. Es femenino, así que, como los franceses añaden una e, debe de ser..., mmm..., *perre*. ¡Sí, *perre*, como el agua!

Tía Silvia ha puesto los ojos en blanco y ha soltado una carcajada que ha querido ser cariñosa.

—Pues así está la niña, Leti. No hay más que verla —la he oído decir. Luego ha suspirado y se ha llevado la mano al pecho—. Enamorada como una *perre.*

Mamá me ha mirado y me ha puesto la mano en el brazo.

—¿Síííííí? —Ni siquiera la he mirado—. Ay, hija.

«Sí, mamá. Ay, pero de esos "ay, en la que me estoy metiendo", no "ay, qué fantástico, tipo *Mujercitas* cuando Amy pilla al niño rico y todas se ponen como locas porque se acabó el hambre en la familia"», he pensado, bajando la guardia e intentando mantener el tipo mientras agitaba la mano delante de mis ojos para ahuyentar al coro de delfines con la cara de Jean-Claude que bailaban alrededor de su cabeza.

Ella se ha puesto a darle vueltas al chocolate, sumergida en sus cavilaciones de madre de hija madura, ridícula e ilusionada y ha suspirado, se ha quedado mirando por la ventana y ha dicho:

—Pero... qué bonitooooo, ¿no?

Y por primera vez desde hace tiempo no he querido tapiarle la boca con alquitrán, sino que he apoyado los codos encima de la mesa y también yo he soltado uno de esos suspiros que soltaba Heidi cuando vivía con Clara en la ciudad y se acordaba de Pedro el cabrero, y echaba de menos la montaña, y el granero, y la paja, y... le he puesto la mano en la suya y me he oído decir:

—Sí, mamá. Mucho.

Cuarta parte

Amigas para siempre
(You will always be my friend)

Divanes,
despedidas y un par de okupas

Poco antes de dejar a mamá en la calle, en cuanto se jubiló, papá se compró un bastón con mango de plata que no necesitaba porque estaba —y está— sano como un roble y empezó a dar paseos con él. Cuando se cruzaba con un ciclista en la acera, le metía el bastón entre los radios de la rueda que le pillaba más a mano o fingía que se le caía el periódico delante de un aparcamiento de bicis y con sus pequeñas tijeras de mano rajaba la rueda de la que tenía más cerca o le cortaba los cables de los frenos.

—Estos piojosos del demonio no respetan nada —rugía cuando mamá o alguna de nosotras le decíamos que algún día lo denunciarían y la tendríamos liada—. Y esto es solo el principio. Alguien tiene que defender a los señores en esta maldita ciudad. Y esas bicis están matando a muchos.

Eso fue solo el principio. La obsesión de papá por los ciclistas se hizo pronto extensiva a las cacas de los perros y a cualquier desperfecto callejero con el que tropezaba durante sus incursiones al mundo exterior. Primero se compró una caja de tizas y empezó a señalar los desperfectos con un círculo blanco, pero como vio que la tiza se borraba enseguida, se decidió por algo más duradero y se compró una caja de espráis de pintura blanca con la que señalaba todo lo que, según él, molestaba a la vista, dejando las aceras llenas de círculos que acompañaba con los consiguientes mensajes aclaratorios: «Recoja los excrementos de su animal», o «bordillo en mal estado», o «farola rota». Poco a poco, las aceras del barrio empezaron a llenarse de círculos de pintura blanca con los mensajes de papá, que no tardaron en convertirse en proclamas más feroces al comprobar que sus medidas seguían siendo ignoradas por transeúntes y ayuntamiento por igual, pasando de «recoja los excrementos» a «no perros en el barrio» y a «os vamos a envenenar, malditas bestias cagonas», o de «bordillo en mal estado», a «reparen de una vez el maldito bordillo» y a un iracundo «sinvergüenzas inútiles funcionarios chupasangres, ni para reparar bordillos servís». Con el tiempo, la situación se volvió insostenible, así que Regina y yo tuvimos una conversación muy seria con él y le paramos los pies.

O eso creímos.

Un par de meses más tarde leí en el periódico que en el barrio del Putxet habían empezado a aparecer las calles sembradas de círculos blancos con mensajes violentos contra los dueños de perros, el ayuntamiento y los servicios de limpieza y que, según el testimonio de los vecinos, el grafitero en cuestión era un respetable jubilado con bastón y cara afable que no recordaban haber visto hasta entonces en el barrio y que además había empezado a firmar sus obras con el nombre de «El Justiciero».

No sé si papá sigue con sus espráis, ahora que está ocupado con Eva la Sevillana. Lo que sí sé es que, mal que me pese, mamá tiene razón cuando dice que en eso de las obsesiones me parezco un poco a él, aunque, bien pensado, y teniendo en cuenta el surtido de lindezas que podría haber heredado de papá, prefiero eso que la facilidad para escurrir el bulto y para mentir que le ha tocado en suerte a Regina.

O sea que sí, que un poco obsesiva sí que soy, aunque gracias a Lucila y a su diván estoy mucho mejor.

Creo.

* * *

Este mediodía me he derrumbado en el diván de Lucila durante mi sesión de emergencia y he confesado.

—Se llama Jean-Claude, es médico, francés, y estoy preparada para sufrir porque a eso venimos a este mundo lleno de calamidades.

—Parece que hoy querés contarme algo, Maica —ha dicho ella a mi espalda.

Tenía tantas cosas que contar que he estado a punto de decirle: «Pues mira, ahora no te cuento nada, chincha, por lista», pero enseguida he entendido que eso debía de ser una transferencia de algo enquistado de mi infancia con papá y he intentado decidir por dónde empezar a hablarle de estas dos últimas semanas.

—Tomáte tu tiempo, Maica.

He cerrado los ojos y al instante he revivido un aluvión de momentos que me han transportado a estos últimos tres días en el valle del Lot. Ahí estaba todo, pasando por delante de mis ojos como un montón de secuencias a cámara rápida: los últimos paseos con Jean-

Claude, la cena en el restaurante de Martel con el camarero portugués que se nos puso a cantar un fado con voz de grillo y que luego nos presentó a su novio, el cocinero argelino; el baño en el río con Duna el viernes al atardecer mientras él me sacaba fotos y yo intentaba quitarle la cámara y Duna me defendía, rompiéndole el pantalón; la visita con mamá a Rocamadour; las noches de delfinoterapia, como al final hemos terminado bautizándolas; la risa de Jean-Claude, el cuerpo de Jean-Claude, su forma de mirarme, de hablar, de acariciarme, esa capacidad de quitar hierro a mis obsesiones, ridiculizándolas con un cariño nada dañino, sino cómplice, que me desmonta y me libera, ayudándome a reírme de mí misma... Los desayunos juntos en el jardín, sus chistes con mamá, la última cena en casa los tres con la tarta de queso y arándanos hecha por él y el concierto en la iglesia de Rignac, con Jean-Claude sentado a mi izquierda, acariciándome la mano con el pulgar, y mamá a mi derecha, roncando como un sabueso, mientras en el altar la cacatúa belga destrozaba un popurrí de canciones populares españolas con el abuelo bonachón que la acompañaba al chelo...

—Bajaré a Sitges muy pronto —me dijo ayer Jean-Claude durante nuestro último paseo con Duna, antes de que mamá y yo volviéramos a casa—. En un par de semanas. Tres como mucho.

En ese momento, tres semanas me parecieron tres reencarnaciones. Se lo dije y él se echó a reír. Luego me susurró, dándome un beso:

—Desde luego, hacía mucho tiempo que no me divertía tanto con nadie.

El comentario me sentó como si me hubiera clavado el bastón de papá en el ojo. No me gustó eso de que «se divirtiera conmigo», aunque en ese momento no dije nada. Luego llegó la despedida y tragué quina y otras cosas para no montar el numerito delante de mamá, pero si por mí hubiera sido, habría dado a Jean-Claude un blíster de Trankimazines, le habría atado el collar de Duna al cuello y lo habría metido en el maletero del coche para traérmelo a Barcelona. Durante el trayecto de regreso, mientras íbamos dejando atrás todos los pueblos terminados en «ac», no pude dejar de acordarme de Rossi, porque cada pueblo que atravesábamos era un auténtico catacrac de dimensiones estratosféricas. Enseguida volvieron los sudores y tuvimos que parar un rato en un bosque porque, por primera vez en días, tuve un vértigo que puso la carretera del revés. Y así fuimos bajando hacia la frontera, mamá embobada con el paisaje y yo relamiéndome las heridas y moqueando como una idiota mientras escuchaba una y otra vez *Lágrimas negras*, de Bebo y el Cigala, hasta que de repente, cerca de Aix-les-Thermes, no sé qué verso de no sé qué canción me devolvió la frase de Jean-Claude y le oí decir de nuevo eso de «cuánto me divierto contigo». Entonces se me encogió el corazón, porque entendí que quizá era eso lo que había hecho conmigo: divertirse y jugar al buenorro salido francés con cincuentona todavía durita, como hacen todos los franceses de vacaciones con las bobas como yo, y que a lo mejor había sido una idiota por haber confiado otra vez en un hombre y que lo más probable era que la historia de Sitges, de la casa compartida y de las visitas frecuentes a Barcelona fuera mentira, y justo en ese momento pasamos por un desvío en el que leí el nombre de un pueblo que me sonó a Sufriac y pensé, derrotada: «Es una señal, Maica». Tuve que contener las lágrimas, aunque no me dio tiempo a más porque un segundo después apareció en un lado de la carretera un ciervo del tamaño de un dinosaurio que cruzó por delante del coche como si volara y mamá, que acababa de despertarse, lo siguió con los ojos abiertos como platos al tiempo que decía: «Ohhhhhh, qué bonitoooooo», y a mí por poco se me salió el corazón por la boca del susto, así que decidí parar a la entrada del pueblo a descansar un poco y, en cuanto apagué el motor, mamá miró a su alrededor y dijo: «Hay que ver cómo son estos franceses. Tienen parques y jardines por todas partes». Estuve tentada de ponerle una bolsa de papel en la cabeza para que me dejara penar en paz por mi amor imposible y decirle que no, que no era un jardín, sino un área de descanso, pero me dio igual porque, cuando me volví a mirarla, a pocos metros del coche vi un bar de carretera con un par de mesas fuera y un neón rojo en todo lo alto que decía: Café du Dauphin.

En ese instante apoyé la cabeza en el volante y me eché a llorar.

—Han pasado tantas cosas en estas dos semanas que no sabría por dónde empezar —le he dicho por fin a Lucila, volviendo a la realidad de la consulta.

—Ajá.

—Aunque creo que lo mejor es que empiece por el final.

—Ajá.

—El final es que..., bueno, pues que resulta que tengo a dos okupas en casa.

—Mmmm.

—Ayer, cuando llegué, encontré a Sarah y a Rossi instaladas en la habitación de invitados.

(Silencio).

—Sarah, porque su novia la ha pillado con otra y la ha echado de casa, y Rossi porque es así de boba y ha decidido tomarse un tiempo para pensar en su relación con Franklin, y no se le ha ocurrido nada mejor que dejarle a él en casa y marcharse ella, «para que Franklin no se vea desplazado de su entorno natural, porque bastante tiene el pobre con lo que tiene», ha dicho la muy mema, o sea, para que siga cuidando de la plantación de marihuana que el sinvergüenza ese tiene en la terraza.

—¿A vos te molesta tenerlas viviendo contigo?

He cambiado de postura en el diván.

—No. La verdad es que lo agradezco. Me siento más acompañada.

—Ajá.

—Con ellas es más fácil aguantar a mamá en casa y soportar la ausencia de Chin.

—¿Tenés también a tu madre en casa?

—Sí. No le funciona el aire acondicionado en su apartamento y se ha instalado en la habitación de Chin.

—Ajá. Interesante.

—¿Te parece?

—¿Y a vos? ¿Te lo parece?

Lo he pensado durante un momento. ¿Interesante? ¿Que a mamá se le haya estropeado el aire acondicionado?

—Mmm. A mí lo que me parece es que...

—Lo siento, Maica, pero es la hora.

* * *

He salido de la consulta de Lucila mucho más centrada, relajada y agradecida por poder contar con una analista tan inteligente y cómplice. Cuando he llegado al vestíbulo de su edificio, he mirado el iPhone para ver si me había llegado algún mensaje de Jean-Claude.

Nada.

Relajada como estaba después de la terapia, he decidido enviarle un wasap de tanteo.

> Hola, *monsieur l'Espagnol.* Acabo de salir de terapia y como hace un rato que no recibo ningún mensaje tuyo, me he preguntado si te habría pasado algo. Un beso. O cien.

Cuando, cinco minutos más tarde, he llegado a la parada de taxis, el iPhone seguía mudo. He apagado el maldito teléfono y lo he vuelto a encender. A veces el WhatsApp se cuelga y no llegan los mensajes. Ahí estaba. El doble *check* azul. Leído estaba. Contestado no.

> Hola, Jean-Claude. Te he enviado un mensaje hace un rato y quizá no lo has leído porque, aunque ponga que sí, esta porquería del WhatsApp a veces se cuelga y da mensajes que no son. ¿Lo has visto?

El taxi se ha parado en el primer semáforo en rojo. Con el iPhone en la mano he pegado un brinco en el asiento cuando el taxista ha puesto la radio a todo trapo y ha sonado una canción de Whitney Houston que me ha reventado los oídos. El iPhone ha vuelto a la vida con un mensaje.

Del dentista. «Visita miércoles a las 12:30. Se ruega confirmar».

He apretado tanto los dientes que casi me he triturado los empastes y le he deseado lo peor a mi dentista —a ella y a su familia— por inoportuna y por colapsar mi 4G. ¡Claro! ¡Eso era! La boba de la dentista había colapsado el satélite con su mensaje y el wasap de mi delfín no había podido entrar. He respirado más tranquila, pero le he pedido al taxista que apagara la radio y he llamado al 471 de Orange, o lo que es lo mismo, al teléfono de la desesperanza.

Jocelyn Jiménez me ha contestado después de mil doscientos «apriete el 1, el 2, el 3 y no le entiendo», y le he pedido que revise mi conexión porque seguro que está colapsada por culpa de los mensajes de mi dentista, que además de taladrarte la boca con esa sierra mecánica con la que seguramente duerme, se dedica a monopolizar los datos de los contactos de sus clientes para que solo tengamos ojos y oídos para ella porque en el fondo está sola y quiere atención, y yo la entiendo, la verdad, porque me ha dicho mamá que al parecer a su marido también le gusta jugar con el taladro, pero para otras cositas y con otros hombres, y eso no está bien.

—En cualquier caso, mi querida Jocelyn Jiménez desde la madrugada de Quito, dada mi situación, no es el mejor momento para entender a nadie porque estoy esperando una respuesta de Francia de la que depende la vida de mucha gente. Qué digo mucha gente, de toda la región, porque resulta que Jean-Claude Martín está estudiando una fórmula para curar la lepra en Cataluña y está a punto de enviarme un código secreto como el de...

Jocelyn me ha colgado.

—Me he quedado con tu voz y con tu número de serie, inmunda —le he soltado entre dientes en el silencio del taxi.

Justo entonces, ha sonado el milagroso timbre del iPhone y en la pantalla he leído:

> Recibido, *mon amour.* Atendiendo una consulta. Hablamos luego. Besos.

Ah, qué maravilla. Me he inflado como una oca francesa y he respirado hondo, feliz por fin. Al otro lado de la ventanilla el sol quemaba las piedras, pero a mí me ha parecido un sol magnífico. «Qué día más maravilloso y que sol más... soleado», me he oído pensar y luego he soltado una risilla boba que se ha ganado una mirada desconfiada del taxista en el retrovisor.

Al llegar al siguiente semáforo, he vuelto a leer el wasap y el día se me ha nublado de golpe.

«¿Una consulta? ¿Una consulta dónde, si puede saberse? ¿Y si no puede contestar, por qué contesta para decírmelo? ¿Y eso de "luego"? ¿Luego, cuándo? ¿Luego es cinco minutos? ¿Una hora? ¿Por la noche? ¿O luego es que no quiere hablar y me está dando largas porque en realidad lo que pasa es que no va a venir y no sabe cómo decírmelo porque, claro, todos son así, mucho bla, bla, bla, y poco dar el callo cuando la cosa se pone seria, que eso yo ya lo he vivido y sé bien lo que es? Pues mira, chico, si no quieres venir, lo dices y ya, que tampoco es la muerte de nadie. ¿O qué te crees? Listo, que sois todos unos listos y unos canallas, y ¿sabes una cosa? Pues que ahora mismo te voy a enviar un mensaje que te vas a hacer caquita encima, porque tú no me conoces, ah, no, ya lo creo que no. Espera un segundo y verás. Se te va a fundir el iPhone, señor doctor. Me río yo de tus "luego" y de tus "no puedo hablar". ¡Ja! Pero ¡ja!».

He desbloqueado el iPhone y, mientras el taxista ha vuelto a poner la radio y los Gipsy Kings se han arrancado a cantar *Volare* a todo pulmón, he vuelto a tropezar durante un par de segundos con la foto de Jean-Claude sonriendo a cámara que llevo grabada en la pantalla de inicio y el tono de mi mensaje número 33 en lo que llevamos de lunes ha cambiado un poco, pero solo un poco:

> Solo quería decirte que... ¿sabías que desde las ocho de esta mañana faltan siete horas y media menos para vernos? ¿No te parece un milagro?

El tiempo, un cumpleaños, una manta y un vestido

Nunca me han gustado mis cumpleaños. No tiene nada que ver con el hecho de cumplir años en sí, ni de hacerme vieja, ni con ninguna de esas mandangas. Es como si, cuando se acerca la última semana de agosto, me entrara una especie de amargura tonta que no comparto, pero que tampoco consigo maquillar con nada. De repente, empiezo a acordarme de cosas... de cuando era pequeña y siempre me regalaban lo que no me gustaba, como si no me vieran o no importara, no sé... Recuerdo que papá nunca nos regalaba nada ni a Regina ni a mí porque de eso se encargaba mamá y ella, con sus gustos tan particulares, siempre me compraba ropa y la teníamos montada porque aquello no había quien se lo pusiera y había que cambiarlo y al final lo que tenía que ser un regalo se convertía siempre en una tortura.

Y luego estaba lo de la maldita tarta. Que si este año una tarta de merengue con limón porque a tu abuela le encanta. Que si este, de nata con fresas porque mira qué maravilla de fresas, hija. Que si ahora crema quemada, que si tarta de queso...

¿Y el chocolate? ¿Por qué nunca, pero NUNCA, había forma humana de hacerles entender que a mí lo único que me gusta es el chocolate? ¿Tan difícil es darse cuenta de que una tarta, la de toda la vida, la de los dibujos, es de cho-co-la-te con unas velas?

Pues eso, el Síndrome del Chocolate Negado es, según nuestra Rossi que-estás-en-todas-las-salsas, lo que tengo desde la adolescencia: «Ese daño irreparable que sufren las mujeres que han tenido carencia de chocolate durante la infancia debido a una transferencia hipoestimulada de cariño pluriparental», o lo que es lo mismo, fobia a los cumpleaños por culpa del ninguneo de un padre egoísta y de la adicción secreta al chocolate de una madre desajustada.

¿Que por qué saco ahora lo del síndrome? Pues porque por mucho que nos empeñemos en negar la realidad, al final la realidad puede con todo y termina pisándote la ilusión, y con el viaje a Francia, la aparición de Jean-Claude, el viaje de Chin y alrededores varios, he ido aparcando el tema de mi cumpleaños para ver si es verdad eso de que lo que no se dice no existe y pasábamos por él de puntillas. Pero no. La realidad es muy diferente.

Lo real es que desde hace un par de meses aquí se conspira, y mucho. Las conspiradoras son todas —mamá, Regina, Sarah, Rossi, Concha y vete tú a saber quién más— y el motivo de la conspiración es, cómo no, la cena no-sorpresa de cumpleaños que han estado planeando al detalle en la que tendré que aparecer vestida de blanco «porque sí» y a la que desde un principio todas han bautizado con el nombre de «eso», supuestamente para que yo siga ajena a sus tejemanejes. «Tenemos que quedar esta tarde para hablar de "eso"», decía y sigue diciendo mamá al teléfono cuando cree que yo no la oigo. O «luego te comento lo que me pediste de "eso"», he oído soltar a la discreta de Rossi a mis espaldas dirigiéndose a Sarah cien millones de veces en estas últimas semanas. Y «eso» es lo que llegará este fin de semana, este domingo para ser más exactos. Y es que me juego el cuello a que el «eso» supuestamente sorpresa que deben de estar preparándome tendrá dos ingredientes que no fallarán: el regalo de mamá será horrible y la tarta no será de chocolate.

Y, como todos los años, durante un rato me querré morir, pero esta vez con cincuenta.

* * *

Ha pasado una semana desde que volvimos de Francia y parece que ha pasado la Edad Media entera: la baja, la media y también la alta, porque el tiempo no corre ni vuela y yo... yo sufro como una *perre,* para qué nos vamos a engañar. Da igual lo que haga y cómo llene mis horas. Esto no progresa adecuadamente ni yo tampoco, por mucho que me esfuerce y ocupe las tardes de este maldito final de agosto con actividades varias y distracciones que no lo son.

Y yo me pregunto: ¿por qué es todo tan difícil cuando nos enamoramos? ¿Por qué lo que importaba deja de pronto de importar y te vuelves lela y no escuchas y el trabajo te aburre y ya no te realizas, y lo que molestaba ya ni eso, y lo que no molestaba de pronto es insoportable? ¿Por qué todo es tan condenadamente por qué? Desde que llegué, el domingo pasado, ni siquiera he vuelto a acordarme de escribir en mi diario, le digo que sí a mamá en todo y ya no lloro por las esquinas al pensar que Chin no estará aquí el domingo para celebrar conmigo mi cumpleaños. Es más, casi me da igual si son cincuenta o si son sesenta, porque he pasado de ser una mujer virgo a la mujer acuario del delfín más hermoso del Atlántico francés y me siento idiota y poderosa a la vez, como un perro al que de pronto le hubieran puesto unas gafas mágicas y hubiera pasado de verlo todo en blanco y negro a ser el rey del Pantone.

Pues eso, que el tiempo no pasa y, siguiendo el consejo de Rossi, decidí ponerme enseguida manos a la obra y darle un poco de ritmo a lo que queda de agosto, así que el martes por la tarde volví a mi clase de danza del vientre, donde me reencontré con Virgin —en cuanto me vio, se me acercó y me dijo en voz baja: «Ya veo que ese *huevesito* ha vuelto aliñado, *corasón*»—, y a la salida decidí castigarme un poco y me fui a probar una clase de pilates. Me estiré en el potro de tortura, atada como Juana de Arco a los manubrios y poleas, mientras Adriana, la monitora belga, daba órdenes a diestro y siniestro, descuajeringándome entera. En el potro de tortura, yo sobrevolaba el sufrimiento de mis miembros rotos con otro mayor: «Todavía faltan más de dos semanas para que ÉL venga. Veintiún días. Quinientas cuatro horas. Sí, dale al manubrio, Adriana, guapa, que por lo menos así se me pasa el rato y me descuento».

El miércoles, Rossi, harta de mi cháchara y de mi obsesión con Jean-Claude y el iPhone, me invitó a unas jornadas de meditación con un gurú malayo que ha venido esta semana a Barcelona y que, además de guiar meditaciones, te abraza si te ve más perjudicada de la cuenta. Y para allá que nos fuimos. Total, que nos metieron en un pabellón de deportes lleno de pobres almas idénticas a las oyentes de Rossi, que iba saludando a la multitud como si acabara de bajar de entrevistar a la mismísima Virgen María, hasta que nos quedamos todos y todas en camiseta, pantalones cortos y calcetines y empezó la cosa.

—Un mantra —ordenó el maestro, una especie de jorobadito de color amarillo y feo, pero feo, como lo que el buen nombre de «malayo» indica. Y yo, que últimamente no estoy a lo que debería, entendí «una manta», y pensé: «Dios del cielo, con este calor, si me ponen una manta ahora, voy a tener un doble sofocón y me voy a mojar entera, así que a ver si veo a alguna azafata para decirle si puedo hacerlo así, a pelo, sobre la colchoneta...», pero de azafatas nada, y al final no aparecieron las mantas y cuando fui a preguntarle a Rossi, la encontré con los ojos cerrados, las piernas cruzadas y haciendo «fu fu fu» con esos morritos de muñequita, concentrada en el «fu fu fu» hasta que le di un codazo y soltó una especie de arcada y me miró como si quisiera matarme.

—¿Se puede hacer sin mantas, Rossi? —le pregunté.

Puso los ojos en blanco y torció el morrito.

—Mantra —siseó—. El maestro Yong nos pide que cantemos un mantra.

Por mi forma de mirarla, entendió que no me estaba enterando.

—Cierra los ojos, busca una palabra que te resulte musical y fácil de memorizar y la vas repitiendo mientras respiras y te concentras.

—Ah.

Así que eso hice. Cerré los ojos, inspiré hondo y busqué, busqué, busqué... ¡Y la encontré! ¡Ahí estaba! Empecé a repetir «delfín, delfín, delfín» mientras hacía «fu fu fu» con la respiración, como Rossi, al tiempo que en el escenario otros dos enanitos feos tocaban unos tambores y la cara y... otras cosas... de mi delfín lo llenaron todo hasta que de pronto sonó un timbre y sentí una vibración en el pie y volví a la vida de golpe porque me sonaba el iPhone, que llevaba escondido en la suela del calcetín, aunque con las piernas cruzadas como las tenía no había forma de quitarme el maldito pinqui y aquello sonaba y sonaba como una maraca. A mi lado Rossi se volvió a mirarme y susurró, como si me gritara:

—¡Apaga eso, Maica! ¡Vas a malograr el aura violeta de la sesión!

¿Aura violeta?

Lo único que yo quería era poder descruzar las piernas y retirar los pies sobre los que estaba sentada, pero no encontraba la forma porque tenía tantas agujetas por culpa de la sesión de pilates del martes que se me habían dormido las piernas y estaba tiesa como una mojama, y el monstruo sonaba y sonaba en el calcetín, haciéndome vibrar enterita, hasta que se acercaron dos malayos más, que no sé de dónde habían salido, me ayudaron a descruzarme y me acompañaron a la salida, maldiciendo entre dientes y depositándome en la entrada del pabellón con una inclinación de cabeza.

Para más inri, la llamada no era de Jean-Claude, sino de Reme, la inmunda de la dentista, que me había dejado un mensaje diciendo que si no pensaba ir a revisión, por lo menos podía haber avisado.

Luego, cuando la sesión terminó, Rossi insistió para que la acompañara a ver al jorobadito Yong a su besamanos particular. Le dije que sí porque ahí afuera hacía un calor que reventaba las aceras y porque no quería ponerme más difícil, así que pasamos. El hombre nos recibió instalado en una silla como esas que ponen a los niños en los restaurantes, amarillo y con las patitas colgando como un pequeño buda con hepatitis, recibiendo a su corte de elegidos.

Cuando nos acercamos, el maestro nos dio su bendición y, volviéndose hacia mí, dijo algo que no entendí y que el malayo número dos tradujo al instante:

—Maestro dice que tu aura rota.

«No, pequeño saltamontes, lo que tengo rotas son las articulaciones por culpa de la bruta de Adriana», quise decirle, pero opté por sonreír y bajar la cabeza.

—Maestro dice que él sanará con abrazo.

Me volví a mirar a Rossi.

—¿Fumanchú quiere... abrazarme, Rossi? —susurré entre dientes.

Ella sonrió y me dijo que sí con la cabeza, encantada.

—Es un gran honor. Solo abraza a unos pocos en cada ciudad.

—Ni hablar —volví a susurrarle, intentando mantener la sonrisa—. A mí este malayo no me pone la mano encima, Rossi. Ya se puede ir olvidando.

—¿Algún problema? —preguntó el malayo número dos con una sonrisa tensa.

Ante el silencio culpable de Rossi, decidí defenderme por mí misma.

—Mire, señor Chong, lo que pasa es que yo soy..., bueno, cómo decirle, pues celíaca, y me da un poco de miedo lo de los abrazos porque hay gluten por todas partes y además usted viene de allí, y en su país hay que vacunarse de muchas cosas porque los mosquitos tigre vienen con sorpresa, y yo tengo la regla un poco bipolar, o sea que a veces viene y a veces se va y, claro, me bajan las defensas y, usted me perdonará, pero prefiero que no, que el abrazo otro día, mejor cuando haga menos calor, ¿eh?

—No entiendo, señora —me interrumpió con sequedad el malayo número dos. La mirada de mala leche que vi en sus ojos amarillos me tocó una cuerda que no sonó bien y me afiló la lengua.

—Pues que nanai de manitas —le solté sin más miramientos—. ¿O qué se cree el abuelo, que es el primer enanito que quiere tocarme las cositas gratis? —Y luego me volví hacia el gurú—. Y le voy a decir una cosa, señor Yoda: cuando tenga aquí a mi futuro exmarido, se lo voy a traer para que le cure esa piel tan feíta y arrugadita y verá lo que vale un médico de verdad. Y ya puestos, otra cosa le voy a decir...

Rossi me sacó del pabellón a empujones y me instaló bajo el chorro de aire acondicionado de la cafetería de la esquina hasta que recuperé la calma. Luego, se le ocurrió que podíamos recomponernos el aura perdiendo tiempo y dinero en las falsas rebajas de El Corte Inglés de la Diagonal, pero como lo de meterme en unos grandes almacenes una tarde de agosto como que no, Rossi se ofreció a acompañarme al paseo de Gracia a comprarme el vestido y los zapatos para —y cito—: «El "eso" sorpresa del domingo, tesoro».

Casi me esposé al aparato del aire acondicionado en cuanto me imaginé pasando la tarde de compras con ella a cuarenta grados a la sombra, pero lo pensé mejor porque era «ahora o nunca» y porque, a fin de cuentas y a pesar de su cabeza de chorlito, Rossi tiene un gusto exquisito para todo lo que es el mundo de las apariencias, así que me tragué la bilis y salí con ella del bar, mal dispuesta para la Operación Milagro.

La letra pequeña de lo que viví durante esas horas de Operación Milagro me la ahorraré. Los grandes titulares fueron estos: subimos por la acera de la derecha desde la plaza de Catalunya hasta Diagonal, entrando en todas las tiendas —en todas—, y sin suerte. El trayecto de vuelta por la acera contraria fue igual de largo, aburrido, caluroso y maldito, con idéntico resultado. Cuando, casi tres horas más tarde, me vi de pie en la esquina de la plaza de Catalunya, agotada, deshidratada y al borde de la lipotimia y del asesinato —Rossi seguía parloteando sobre el último estudio que había publicado la Universidad del Santo-No-Sé-Qué sobre la influencia del tallaje en la autoestima de las transexuales latinas mayores de cincuenta y cinco años—, supe que había llegado la hora de asumir la verdad y afrontar las tres opciones que me quedaban, a saber: meterme de cabeza en Zalando y pillar a la carrera algún modelo tipo saco-arpillera-disimulalotodo de alguna colección ya desclasificada, comprarme un Palomo de esos y pincharme dos piruletas en la cabeza, o pasarme por un chino y salir con un disfraz de avestruz para poder esconder la cabeza bajo el ala y perecer en silencio.

—Total, ¿qué más da, Rossi? —dije con voz de última superviviente del *Titanic*—. Si no es más que un cumpleaños.

Ella arrugó la boca y se abanicó con la mano.

—No estoy de acuerdo, tesoro. —Y antes de dejarme decir nada más, se le iluminó la mirada y soltó un pequeño chillido de adolescente feliz al tiempo que sacaba el iPhone y me ordenaba esperar con un gesto de la mano—. ¿Lucien? —dijo enseguida—. Sí, soy yo, tesoro. Tengo un caso... complejo.

Es difícil describir a Lucien; difícil describir sus brazos depilados, las pestañas postizas, las pulseras de piel de serpiente, los botines de tacón acharolados y los pantalones pitillo de color turquesa con paquete de niño a un lado de la bragueta. Difícil e innecesario. Lo importante es que una hora más tarde salimos de su *atelier* con un precioso vestido blanco de Escada en el que me dejé una pequeña fortuna, pero que por lo menos no me convierte en Miss Cartucheras 1952, y unas sandalias blancas a juego que son, la verdad sea dicha, una monada.

—Y el sábado por la tarde tienes hora en la peluquería, tesoro. Te van a peinar, a maquillar y a hacer manicura y pedicura, así que no tomes café ni estimulantes artificiales y llévate el frasco de Rescate porque sé que te pones agresiva, por favor te lo pido —me soltó Rossi, triunfal y encantada con nuestra compra, mientras subíamos al taxi.

Quise decirle que no, que maquillaje no, pero de repente me vi bañada en un tsunami de agotamiento y de calor interno y no me salió la voz, así que me limité a sacar el iPhone del bolso, desbloquearlo y darle un beso laaaaaargo en la boca a mi médico sin fronteras particular en la pantalla antes de cerrar los ojos y abandonarme al aire acondicionado del coche.

Sarah, una señal y una terraza de verano

Cuando conocí a Anto, la primera novia de Sarah, estuve tentada de mover un par de contactos en jefatura para que me pasaran el expediente criminal de la susodicha. «Dios mío —recuerdo que pensé—. Si esta jamelga tatuada es la pareja de la cuidadora de mi Chin, aquí todas corremos peligro». En cuanto pude y tuve la confianza suficiente con ella, pillé a Sarah por banda, la senté delante de un café e intenté tirarle de la lengua.

—Anto tiene sus cosas, pero es un cielo —me dijo.

En el segundo café me enteré de que Antoñita Malagón era periodista deportiva, además de árbitro de categorías inferiores —o sea, regional—, y que en el mundillo chungo del fútbol era conocida por la Comepitos, porque le había hecho comer el silbato a más de un espectador.

—Espero que no sea violenta, cielo —le dije.

Sarah arrugó la frente antes de responder.

—*Non, non.* —Y luego—: Bueno, conmigo *jamais, Maicà.*

Sarah y la Comepitos terminaron su relación al poco porque a Anto la enviaron de corresponsal a Ceuta y, según Sarah, «dice que las relaciones a distancia son como ver los partidos por la tele: no le llegan», y yo di gracias a Dios porque creí que aquello había sido un simple lamparón en el currículo de amoríos de mi canguro francesa.

Estaba muy equivocada.

Desde entonces, las novias de Sarah han sido un *casting* de despropósitos, a cada cual peor. A Anto le siguió Carla, una guardia de seguridad gallega que corría maratones los fines de semana y a la que alguien —una mujer, cómo no— denunció por propasarse con los cacheos en el aeropuerto y tuvo que volverse a Orense con el rabo entre las piernas (en fin). Y luego llegó Reme, una cincuentona sevillana que trabajaba de jardinera en una cuadrilla de parques y jardines del ayuntamiento con demasiada afición a los chupitos de ron y a las camareras cubanas.

No creo que merezca la pena seguir.

* * *

Ayer, después de una mañana de trabajo infernal en el despacho con un par de casos del típico sinvergüenza que concede el divorcio a su esposa martirizada, pero, cuando toca firmar, se convierte en sinvergüenza al cubo porque donde dije «digo», digo ahora «quiero más y por mis cojones que esta tía no me va a tomar a mí por el pito del sereno», me fui a comer con Sarah a un japo y luego nos refugiamos del calor en los Verdi, de donde salimos a las diez de la noche, con los ojos rojos y la mandíbula rota de tanto bostezo después de haber visto dos películas seguidas, una coreana y una polaca, a cual peor.

(Entre película y película, solo seis wasaps. Ah, y también un laaaaargo email con destino al valle de la Lotería durante el infumable tostón polaco al que Jean-Claude se limitó a responder con un simple gif en el que aparecía un Minion ofreciéndome un ramo de girasoles).

Ya en la calle, nos sentamos en una terraza a tomar algo y, una vez más, Sarah cogió carrerilla y se dispuso a cantarme las loas y alabanzas de su nuevo amor, pero como el discurso es el mismo tostón con el que nos regala los oídos siempre que vuelve a enamorarse —«Es que Leta es tan..., no sé..., tan... lo que siempre he querido... y, ah, *Maicà*, es que Leta es tan decidida, *tu me comprends?*, y Leta tiene esa chispa, esa *energie* que Bego no tenía, y ya si te cuento cómo besa, y cómo... *mais en fin*» —puse el piloto automático y me dediqué a escucharla sin oírla, un poco tocada porque Chin no había llamado y porque, a la hora que era, ya no lo haría, aunque también relajada porque, en algún rincón de mi cerebro, me daba cuenta de que por fin había dejado de pensar durante un rato en mi delfín francés, cuando de pronto me llegó un mensaje y la pesadilla volvió a la vida. Era un autogif —o como se llame lo que la gente se hace con su foto acompañada de un pequeño texto o algo— de Rossi, en el que aparecía ella en bikini encima de un delfín a modo de amazona con sus riendas y todo, coronada por un texto que decía: «Maneja tu vida con la sabiduría oceánica que solo nos procura la sonrisa amiga de quien nos quiere».

¿Un delfín?

El corazón me dio un vuelco. «Una señal», pensé. Esto es una señal. Desde algún lugar del universo han utilizado a la mema de Rossi para avisarme de que mi hombre está pensando en mí y de que me quede tranquila, porque efectivamente es inmune a los encantos de esas zorritas granjeras del valle a las que visita a diario y que le esperan con los sostenes en la mano como las aficionadas pechugonas de la selección brasileña y tosiendo como tía Silvia y...

De repente, cuando estaba a punto de pulsar el nombre de Jean-Claude en la agenda del iPhone, me volví a mirar a Sarah.

—¿Le-ta? —se me ocurrió preguntar, volviendo a tierra—. ¿Se puede saber qué nombre es ese? ¿Leta de Veleta? ¿De Cazo-leta? ¿De Ba-lleta?

Sarah sonrió y negó con la cabeza.

—*Non.*

—¿Entonces?

—De Violeta. Es el nombre de una flor. Y de mi color preferido. *Tu sais?*

—Ajá. Muy interesante. Y muy original.

Sarah sonrió como lo que era: una mujer enamorada que no veía más allá de sus narices y que leía sonetos de amor hasta en el papel higiénico que su nueva chica tiraba al inodoro.

—*Non*. Lo curioso es que también es abogada —dijo—. ¿Qué casualidad, *non*?

Me ericé. Un poco.

—¿Abogada de abogada, como yo?

—Sí.

Ay.

—¿Y no tendrá un *piercing* en la lengua, por segunda casualidad?

—¡Sí!

Ay. Ay.

—¿Y un primito tuneado llamado el Enzo con un submarino nuclear en los calzoncillos?

—Mmmm, *pardon?*

Inspiré hondo.

—Dios mío, Sarah. No me puedo creer que tu nueva... novia... sea... Violenta Expósito.

Se iluminó como si hubiera metido las uñas en el enchufe.

—¡Sííí! ¿La conoces?

La miré, pedí una tila doble al camarero, eché un ojo al iPhone, que había dejado encima de la mesa, y suspiré, sofocada de pronto.

—En el mundo del derecho de esta ciudad es prácticamente imposible no conocer a Violenta, cariño.

Sarah soltó una risilla bobalicona de francesita enamorada tipo Amélie y remató la faena.

—¿A que sí? —dijo, encantada—. Eso es lo que más me gusta de ella, *Maicà*. Que es tan... tan... como es ella.

Total, que decidimos volver a casa caminando, yo intentando hacerme una recomposición de lugar con la nueva pareja del mes —y aprovechando de paso para quemar unas cuantas calorías extra y fundir el helado de chocolate que me había tomado entre la película coreana y la polaca— y ella arrancándose otra vez con una nueva sobredosis de loas y alabanzas a la maravillosa Violenta. Luego, antes de acostarnos, mientras me preparaba una milagrosa tisana quemalotodo y me untaba Somatoline en el michelín, Sarah me preguntó si me apetecía salir con ellas «mañana por la noche a tomar una *petite* copa al bar de unos amigos de Violeta» y así hacer las presentaciones oficiales y normalizar la situación, «antes de aparecer con ella en mi "eso" del *anniversaire*».

—Claro, cariño. Será un placer —respondí distraídamente, como le podría haber respondido «hay que ver la cantidad de hielo y pescado que hay este verano en las pescaderías».

Me plantó un par de besos y, cuando ya se iba, me soltó, así, como quien no quiere la cosa:

—Ah, por cierto, vendrán unas amigas, *d'accord?*

Estaba tan cansada y reconcentrada en rebajar mi michelín que ni siquiera la oí.

Fue un error.

Grave.

¡Sorpresa!

Nunca me han gustado las sorpresas. Supongo que, porque desde pequeña, las que más abundaban en casa eran las malas, siempre relacionadas con el dinero o, para ser más exacta, con la mano rota de papá. En cualquier momento sonaba el teléfono y la sorpresa era que una vez más había dejado por ahí algún impago que el acreedor en cuestión reclamaba a la desesperada, daba igual que fuera una niña la que estuviera al otro lado de la línea.

Esa niña, claro, era yo.

Entiendo que por eso algo en mí decidió desde muy pronto que las sorpresas, si es que las había, las daría yo, y que la vida era una especie de bombo de la lotería que había que manejar con mucho cuidado para que siempre salieran los números buenos. Los esperados.

Y así, con los años, la hermana mayor decidió estudiar derecho para defender a la manada de cualquier imprevisto. «Hay que conocer las armas del enemigo —recuerdo que nos repetía un profesor de derecho canónico que me tocó en la facultad y que me tenía fascinada—. Y las armas del enemigo se reducen, fundamentalmente, a la capacidad de sorprendernos».

Me licencié entonces en el arte del control. Maica la vigilante, la bull terrier; Maica la que todo lo prevé; pregúntaselo a Maica, seguro que ella lo sabe, no se le escapa una.

Es cierto. No se me escapa una desde hace mucho, mucho tiempo.

Sin embargo, a pesar de mis resistencias, los años me han ido enseñando que, por mucho que la vida aparente seguir un esquema más o menos ordenado, poco tiene que ver con la normalidad estructurada que reina en el bufete y mucho con un ente informe que me aterra porque no siempre responde a una lógica previsible, y ahí es donde llega la Maica torpe y patosa. Y a continuación, me vuelvo radical en todo porque me siento débil, desconfío hasta de mi propia sombra y me hago pequeña, muy pequeña, como la niña de diez años que escuchaba gritar a esos hombres al otro lado del teléfono, amenazándonos con lo peor.

Pero la vida es también muy sabia, y para las controladoras como yo tiene remedios a medida que llegan cuando y como menos esperamos. «Terapia de Photoshock. En tu caso, indispensables», los llama Rossi.

Tiene razón y lo sé. Pero... ¿y lo que yo sufro?

* * *

Me he quedado en la cama un rato con la cabeza metida debajo de la almohada, intentando convencerme de que sigo siendo la misma de anoche y de que, por mucho que ayer fueran cuarenta y nueve y hoy sean cincuenta los años que arrastro, cuando retire la sábana y abra los ojos, Duna me mirará con esa cara de perro pachón que se le pone por las mañanas, me dará un lengüetazo de buenos días y no me dirá, entre bostezos:

—Buenos días, abuela.

Entonces he oído a mamá batallando como todas las mañanas contra el mundo de tazas, platos, cuchillos y tostadas del desayuno y he sabido que todo sigue igual, aunque, la verdad, después de la noche de ayer, tengo mis dudas.

La noche de ayer. Tendría que haber supuesto que lo de «la copita con unas amigas» de Sarah tenía trampa, y que incorporar a Rossi a la fiesta tampoco era acertado. En fin, tendría que haber supuesto demasiadas cosas y la verdad es que una ya no está tan en forma como cree.

Es que son cincuenta años.

De pronto, Duna ha oído el repiqueteo del pienso en su comedero y ha saltado al suelo desde mi michelín, que ha temblado bajo su peso, confirmándome que, aunque cambian las cifras y el cincuenta sigue siempre al cuarenta y nueve, la grasa, como todo lo malo, se queda.

Y cuando ya quería volver a tomarme un Trankimazin y hacer un agujero en el colchón para meterme dentro, ha sonado el teléfono.

Era Chin.

Ha estado tan tierna y dulce mi muñequita que casi me ha hecho llorar. Que si se sentía fatal por no estar hoy conmigo, que si me echa mucho de menos, que si qué suerte haberla enviado a estudiar a Inglaterra porque ha aprendido mucho inglés y además ha conocido a «gente taaaaan interesante, mami...».

—¿Tan... interesante, cariño?

—Sí, mami. Sobre todo Ingvild y Joan.

«¿Ingvild? Ah, sí, la transexual noruega del nombre complicado. Y Joan...».

—¿Sabes qué, mami?

—Dime, cielo.

—Que ayer me dolía un poco el ombligo. —El aire se me ha atascado en la tráquea y he tosido un par de veces—. Sentía como un... pellizco todo el rato y lo tenía muy rojo, como si se me hubiera infectado, pero al final resultó que no. Debía de ser una picadura o algo porque anoche Joan me lo estuvo mirando y luego me dio un masaje...

—Santo Dios.

—¿Pasa algo, mami?

He estado a punto de decirle que todavía no, pero que tiempo al tiempo, porque en cuanto le ponga la mano encima a Juanito Manoslargas no le van a quedar dedos para volver a dar ningún masaje en su vida, a no ser que aprenda a hacerlos con los pies como las tailandesas, pero me he contenido a tiempo.

—No, hija, ¡qué va a pasar! —he mentido—. Es que acabo de acordarme de que ayer me dejé el iPad en el coche. No te preocupes.

—Ah, bueno.

Nos hemos quedado calladas unos segundos. Sospechoso su silencio. Expectante el mío.

—Oye, Chini.

—¿Sí, mami?

—Mmmm..., ¿hay algo que quieras decirme?

—¿Algo?

—Sí, hija. Algo que te gustaría decirme, pero que por esas cosas que tenéis las hijas con las madres no te atreves a contarme porque tienes miedo de que me enfade y te eche la bronca, y claro, como es el día de mi cumpleaños y no quieres hacer enfadar a mamá, prefieres callártelo y esas cosas.

—No sé, mami.

«¿No sé? ¿Cómo que "no sé"? —he pensado con una sonrisa tensa—. Ay, qué inocente mi jarroncito».

—O sea que sí.

—Bueno...

—Puedes contar conmigo para lo que sea, Chin, y lo sabes. Creía que éramos amigas.

—Ya, pero es que...

—Vamos, hija. Con confianza. Tu mami está aquí para ayudarte, cariño.

Ha inspirado hondo un par de veces y luego lo ha soltado.

—Pues... bueno... ¿Tú sabes si es grave que... que se te retrase la regla más de una semana?

La habitación ha empezado a girar sobre mi cabeza y de repente he sentido un calor que me ha quemado seis mil calorías de golpe, llevándose consigo el michelín, tres centímetros de cintura y toda la piel de naranja de muslos y contramuslos.

—¿Una... semana?

—Bueno, once días para ser exactos.

«Piensa, Maica. Piensa», me he repetido desde el nivel dos del disco duro, mientras en el nivel uno empezaba a imaginar todas las demandas que iba a interponer en cuanto colgara: contra Joan, sus padres, el reformatorio inglés, British Airways, el ministro de Educación, la ministra de Cultura y la Casa Real por haber permitido que mi niña hubiera llegado tan lejos.

—Once días de retraso pueden ser muchas cosas, cielo. Ya sabes cómo va esto. Depende del mes, del estrés, de la dieta, de la luna, de las mareas, de la suerte, de la mala suerte, de lo que una haya hecho, de si lo ha hecho con protección o sin...

«¿Pero se puede saber en qué me he equivocado contigo, Chin? Yo, que te he ofrecido libertad, igualdad y fraternidad a manos llenas, que te he querido como a nada en el mundo, que te he dado una casa, una abuela, una tía lesbiana y otra divulgadora de memeces... ¿Qué he hecho mal, santo Dios bendito?».

—Ay, mami. Estamos tan preocupados...

«¿Estamos? ¿Estamos cuántos? ¿Estamos quién?», he estado a punto de gritar. De improviso lo he entendido. «Estamos» eran Joan, el masajista de ombligos, y ella, o sea, la parejita. Me he agarrado con la mano a la cama para no caerme de cabeza contra la alfombra.

—Mami...

—No, Chin. No digas nada más —le he ladrado al teléfono—. Mami está muy ofuscada y como me tires de la lengua, no sé de lo que soy capaz en este momento... Ahora lo que te pido es que pienses y madures, hija, porque la decisión que vas a tener que tomar te puede cambiar la vida.

—Pero, mamá...

—Por lo pronto, quiero que cierres bien las piernas, hagas la maleta y cojas un maldito avión de vuelta a casa.

—Pero...

—Ahora, Chin.

Ha habido un nuevo silencio en la línea, que ella ha interrumpido con una voz en la que se mezclaban el cansancio y el fastidio.

—Es que no soy yo, mami. La del retraso es... Lucía.

«Lahijadelagranputasuciademonialavoyamataraella-yasumadrepardefurciasesloquesonyyomevoyahoramis-moacasadeMartaylacojoporelpescuezoylaestrangulo...», es lo que me ha cabido en una décima de pensamiento negativo que por poco puede con mi corazón recién estrenado de cincuentona, hasta que he cerrado los ojos y, como he podido, he controlado la respiración y le he dicho con una voz de abogada experta:

—Hija, cariño, ¿por qué me haces esto?

Y me he puesto a sudar.

Cuando, minutos más tarde, he llegado a la cocina en bragas y camiseta y, después de felicitarme, mamá me ha preguntado que «qué tal os fue anoche», me he derrumbado en la silla, me he tomado un café en silencio y cuando por fin he podido hablar, le he dicho:

—¿Anoche?

Se ha sentado a mi lado y se ha servido una tostada.

—Sí, cariño. Anoche. Con Sarah y... las mujerinas. No os oí llegar.

En ese momento la he mirado, he metido el dedo en el bote de la mermelada, me lo he llevado a la boca para evitar un bajón de azúcar y me he oído preguntar:

—Entonces... ¿fue real?

* * *

Costará digerir lo de anoche. Aunque también reconozco que son episodios como el que viví ayer con Sarah, sus amigas y demás compañía los que en cierto modo me tranquilizan porque confirman que, dentro de todo, soy una mujer de lo más normal, con mis cosas y con alguna neura que otra, pero normal, al fin y al cabo.

Y eso, quieras que no, ayuda.

El bar de copas en cuestión se llamaba El Pelícano —«Te va a encantar, *Maicà, tu verras*», me aseguró Sarah un par de horas antes cuando hablamos por teléfono para quedar y yo le dije que quizá mejor lo dejábamos para otro día—, y no era un simple bar de copas, sino un karaoke infecto situado en plena izquierda del Eixample que olía a desinfectante barato y al parecer ineficaz, porque en cuanto entré me topé con una cucaracha del tamaño de un taxi que se escondía a repostar detrás de la barra. Cuando di media vuelta y estaba a punto de huir despavorida, oí la voz de Sarah que me llamaba desde algún rincón del bar, así que me armé de valor y me adentré en la espesura de mesitas de plástico, sillones de terciopelo rojo y paredes de espejos en busca de mi destino.

—Qué fuerte, tía —fue el saludo de Violenta en cuanto me vio, achuchándome con un cariño que no me gustó—. Ahora resulta que vamos a ser casi cuñadas. Mira tú la Sarah qué calladito se lo tenía. Si es que las churris francesas son así, tía, tan discretitas... Bueno, menos en la cama, tía, que si te cuento, lo flipas.

Le pedí que no, gracias, que prefería no saberlo y que qué bonito el sitio.

—¿A que mola?

Volví a recorrer el tugurio con los ojos, localizando a un par de ejemplares humanos de esos que una no ve nunca por la calle, a saber: una especie de enano incrustado en uno de los taburetes del bar con la cabeza llena de calvas que tomaba algo con paja de un vaso, y una pechugona de etnia inclasificable que se movía al otro lado de la barra con la agilidad de un barco pirata en el desierto.

—Muy moderno —dije. Violenta me miró sin entender—. Lo de un karaoke en desuso —le aclaré—. Me parece muy retro y muy... chic, ¿no?

Violenta soltó una carcajada llena de flemas.

—¿En... desuso? —preguntó—. No, tía, no flipes. Esto rula todavía, aunque es un poco temprano. Pero ya verás, ya. Cuando la peña se suelta, te cagas.

«Dios mío —pensé—. Estás metida en un... karaoke de verdad, Maica». Y fue entonces cuando me fijé en las pantallas de televisión encendidas que colgaban de las paredes y la carta de canciones adjunta a la de bebidas que teníamos encima de la mesa. «Necesito ayuda y la necesito ahora que todavía estamos a tiempo», decidí, desbloqueando el iPhone y marcando el número de Rossi mientras Violenta y Sarah se cuchicheaban algo al oído. Me saltó el contestador y tuve que tragarme el eterno mensaje —«Hola, soy Rossi Mandrini, doctora, divulgadora y escritora. Algunos de mis títulos son... bla, bla, bla. Gracias por tu llamada y por tu interés en mi labor bla, bla, bla, bla, bla...»— hasta que por fin pude dejarle mi llamada de socorro:

—Rossi, te necesito y te necesito ya. Estoy en un antro de la calle Aribau llamado El Pelícano. Ven a buscarme, por favor te lo pido, y sácame de aquí. ¡Ahora!

—¡Aquí llegan, aquí llegan! ¡Yujuuuu, chicas! —gritó Sarah de repente, mirando a la puerta de entrada y agitando la mano hacia una especie de batallón que avanzaba junto a la barra hacia nosotras.

«Dios mío», pensé, encogiéndome en mi asiento. En cuanto entendí que debía de tratarse de algún grupo de taxistas que pasaban a tomarse una cervecita antes de empezar el turno, me relajé un poco. «Diversidad, Maica, hija. No seas tan quisquillosa», me dije, clavando los ojos en la lista de canciones para que no me tomaran por una maleducada.

Me equivoqué.

El batallón se acercó a la mesa y Violenta y Sarah se levantaron a saludar, encantadas, así que yo hice lo mismo y me vi entrechocando mejillas contra la Tonia, la Silvi, la Lula, la Maca, la Cani, la Romi y seis o siete elementas más que se sentaron con nosotras, arrastrando mesas y sillones y ocupando tres cuartas partes de la zona del local situada delante de un escenario en miniatura frente al que colgaba una pantalla gigante. Intenté no desmayarme y envié un wasap a Rossi:

> Esto es un SOS. Ven, ven, ven. Voy a morir en un tugurio llamado El Pelícano. Yo no me merezco esto, Rossi. ¡VEN!

—Es mi cuñada —me presentó Violenta a las fieras—. ¿A que mola?

La Mochi, o la Mogli, o la Noséqué —una especie de ñu con el pelo recogido con un lápiz de carpintero en todo lo alto y dos dientes delanteros como dos palas de frontón—

me clavó una mirada que me dio a entender que sí, que molaba la cuñadita cincuentona, y justo en ese momento la camarera se plantó delante de nosotras y nos pidió la lista de bebidas —«Birras para todas, ¿no?»— y de las canciones que pensábamos cantar con cara de aburrida, mientras la cortina de la entrada se abría para dar paso a...

Sí: el Enzo, alias el pepino de mar.

Se me cayeron las cartucheras al suelo y quise morir, pero no se me ocurrió cómo, y antes de que pudiera reaccionar, el Enzo se plantificó delante de mí, con el nautilus a la altura de mis ojos, y dijo:

—Hombre, pero si tenemos aquí al pibón. —Y volviéndose hacia Violenta, preguntó—: ¿Cómo no me habías dicho nada, prima?

—Elige canción, tío, que esto empieza a la voz de ya —fue la delicada respuesta de Violenta, que tenía a Sarah agarrada por los hombros.

El Enzo me sonrió entonces desde las alturas, me guiñó el ojo y, recolocándose a míster pepino con la mano, le dijo a la camarera:

—Cantaré lo de siempre, Yamila.

Y Yamila se fue. Y yo volví a sacar el iPhone y esta vez opté por un wasap de urgencia porque vi que la mema de Rossi estaba en línea:

> ¿Se puede saber dónde estás, cabeza de chorlito? Como no aparezcas ahora mismo, te voy a cortar ese pescuezo de falsa cotorra que tienes y voy a contarle al mundo entero que tu madre recogía la basura de la finca de la vía Laietana y de eso te hacía el desayuno. Cambio y corto.

En ese momento, justo cuando le daba al botón de «enviar», sonaron los acordes de la primera canción —*Te estoy amando locamente,* de Las Grecas— y dos de las miembros del batallón subieron volando al escenario mientras llegaba la camarera con las cervezas y el Enzo se sentaba a mi lado y me daba una palmada en la pierna. A su lado, la Mogli del lápiz en el pelo lo estranguló con los ojos.

—Es que la Leta es la polla, *joer* —le oí decir al tiempo que yo cogía a la camarera extraterrestre de la manga y le gritaba:

—¡Un *gin-tonic,* cielo! ¡Doble!

Y así fueron pasando los minutos, yo encajada entre el nautilus y la columna de espejos con el vaso en la mano mientras el desfile de orcos y de canciones chochi se desplegaba ante mí sin ningún tipo de freno, hasta que por fin, media hora más tarde, Dios en persona se acordó de su pobre esclava y vi aparecer por la cortina inmunda de la puerta a la mismísima Rossi enfundada en una especie de vestido corto lleno de transparencias, el pelo suelto y una sonrisa de oreja a oreja que se ganó de un plumazo la bienvenida y la aprobación unánime del batallón cervecero.

Cuando quise levantarme para darle las gracias por haber llegado a rescatarme y añadir al *pack* dos bofetadas por haber tardado tanto, me saludó con la mano y se acercó correteando sobre la moqueta mientras a mi lado el Enzo me taladraba con un codazo y, clavando los ojos en la minifalda de Rossi, me gruñía entre saliva:

—¿Es... es pelirroja?

—Sí, Enzo —le ladré—. Es pelirroja. Y es mi amiga Ros...

—¿Pero toda pelirroja?

Me volví a mirarle.

—Enterita. De la cabeza a los pies, Enzo.

—*Joer* —dijo, babeando como un grifón.

Entonces llegó Rossi a la mesa y antes de que yo pudiera decirle nada, el Enzo se había puesto de pie, la cogía de la cintura y le plantaba dos besos entre la mejilla y el cuello que, a juzgar por la luz que asomó a los ojos de ella, la dejaron lela.

—Hola, pibón —le soltó Enzo, recolocándose la... cosa en la bragueta—. ¿Qué te traigo?

Ella se hizo la remolona y, tras pensarlo un poco, le dijo con su mejor sonrisa televisiva:

—¿Qué tal un *bloody mary?*

Él soltó una carcajada de macho encantado.

—No, churri —le gritó al oído—. Te voy a traer un cubata de los que se maneja la Yamila que lo vas a flipar. Tú déjame a mí —añadió, dándole un beso en la oreja y alejándose hacia la barra.

«Este es mi momento», pensé, viendo campo libre para pillar a Rossi y huir de aquella ratonera, pero justo en ese instante sentí el peso de una manaza en el hombro y un vozarrón me gruñó al oído:

—Te veo muy callada, Maica —dijo Mogli la unicornia, acercándose más a mí—. ¿Aburrida?

Me costó casi diez minutos dar esquinazo a Mogli, con la excusa de que tenía que ir al baño —«Sola, Mogli, insisto»—, y cuando por fin lo conseguí, entendí que todo estaba perdido. En la barra, Rossi sostenía en la mano un vaso de tubo que agitaba un poco al tuntún, riéndose como una idiota. El vaso, estaba, cómo no, vacío.

Y es que Rossi tiene muchas cosas buenas, pero tiene también un pequeño talón de Aquiles que en algunos casos la pierde. Me refiero al alcohol. Y no es que beba. De hecho, ese es quizá el problema, que nunca bebe, pero cuando lo hace, aunque sea una sola copa, algo en su espíritu de niña buena se tuerce para dejar paso a una Rossi descocada y suelta que flirtea con todo trípode que se le ponga por delante, abocada a lo peor. Así fue como conoció en su día a Franklin, y desde entonces lo está pagando.

En cuanto vi el vaso vacío, sentí que El Pelícano iba a ver nuestro final, el de Rossi y el de Maica, amigas para siempre, e intenté pensar en un plan para sacarnos de allí enteritas, mientras en el escenario cuatro orcos empezaban a cantar *In the Navy* a voz en grito, pateando el suelo de madera y moviéndose al unísono como cuatro luchadoras de sumo. Cuando, instantes después, volví a mirar a Rossi, la encontré con un nuevo cubata en la mano y la lengua del Enzo atornillada hasta el píloro.

Tuve un sofoco tamaño XL y me senté.

—¡Me toca, churri, me toca! —oí gritar al Enzo justo cuando me instalaba en el taburete y a punto estaba de llamar al 112 para que me aconsejaran cómo salir de allí. Una décima de segundo después vi pasar al Enzo como una exhalación hasta el escenario, donde sonaba ya el *Bandido* de Miguel Bosé y el tarugo del nautilus se lanzaba a mover las caderas y el *princhalbe* mientras destrozaba la canción y le dedicaba el numerito a Rossi, que lo miraba como si estuviera viendo al mismísimo Lama en picardías, o sea, a un milagro, y yo preferí no ver nada más y corrí como alma en pena hasta el baño en busca de un chorro de agua fría.

Lo que pasó después se resume fácil: cuando salí del baño, Rossi había sustituido al Enzo en el escenario y le cantaba el *Happy Birthday to You* con voz de zorrita a lo Marilyn, mientras él seguía meneando las caderas a un centímetro de ella y el corro de orcos empezaban a quitarse los sujetadores y se los lanzaban a mi reconvertida Rossi, que los recibía con una risa beoda mientras el enanito de la barra aplaudía a rabiar y silbaba metiéndose los dedos en la boca.

Entonces tuve una idea.

—Tu padre, Rossi. Acaban de llamar a casa. Un infarto.

Rossi me miró como si estuviera viendo a un ejército de hormigas con mi cara bailando a su alrededor. No dijo nada porque no se estaba enterando. A Dios gracias, el Enzo volvió en sí, entendió la gravedad de la noticia, se metió en su papel de macho alfa y me ayudó a llevarla fuera. Ya en la calle, paró un taxi y nos ayudó a subir.

—Te llamaré, churri —le dijo mientras se despedía de ella con cuarto y mitad de lengua en el paladar de Rossi.

En cuanto el taxi arrancó, Rossi, que seguía a lo suyo, empezó a cantar otra vez lo del *Happy Birthday* y a intentar quitarse el sujetador.

—Como no te comportes, Rossi, abro la puerta y te llevo a casa arrastrándote de los pelos.

Ella soltó una risilla beoda.

—Ji, ji, ji. He sido una niña maaaaala, he sido una niña maaaaaala...

—No, cariño. Más bien has sido un poco puta, la verdad.

—Ji, ji, ji. El Enzo tiene una cosita —empezó, asintiendo con la cabeza—, una cosita, arggg... grrrrande, grrrande... y dura, dura...

El taxista carraspeó, incómodo, en el asiento delantero y entonces la niña mala fui yo.

—Seguro que no tanto como la de tu Franklin.

Mano de santo. Rossi se calló de golpe y dos segundos después berreaba como una niña, cantando las loas y alabanzas de su barracuda caribeña a todo pulmón: que si cuánto le echo de menos, que si qué mal lo debe de estar pasando el pobre tan solo, que si bla, bla, bla por aquí y bla, bla, bla por allá..., y así siguió la cosa hasta que por fin llegamos a casa, le di una pastilla con un vaso de leche y la acosté.

Antes de quedarme dormida, estuve tentada de mandarle un wasap a mi delfín, pero me contuve. «Deja que te sorprenda, hija. No seas ansiosa, que sabes que te puede», pensé.

Me quedé dormida con una sonrisa de premenopáusica enamorada y el iPhone pegado a la cara.

Feliz cumpleaños

Hace casi un año, durante una de sus múltiples crisis con Jaime, Regina vino a verme al despacho y, después de llorarme en el hombro durante más de una hora y de contarme las mil y una perrerías del cafre toledano con el que en su día decidió compartir la vida, se sonó la nariz y me dijo:

—Quiero pedirte un favor.

Entendí lo que estaba a punto de pedirme y fue tanta la alegría que casi me lancé escaleras abajo al chino de la esquina para comprarme una imagen de la Virgen de los Desamparados y sacarla en romería por la vía Laietana.

—Ay, Regina. No hace falta que me lo pidas.

Ella me miró con el rímel todavía corrido y parpadeó, confusa.

—Pero...

—Pero nada. Para mí será un placer, cariño —le dije—. No sabes cuánto tiempo llevo esperando que vengas a pedírmelo. —Y al ver que no decía nada, añadí—: Y espera a que lo sepa mamá. El otro día, sin ir más lejos, me decía que daría lo que fuera porque te libraras de ese cerdo de tu marido. Pero si hasta me dijo que tía Silvia y ella habían hablado de contratar a un detective para empapelarlo...

Regina volvió a llevarse el pañuelo a la nariz y soltó una especie de tos seca que a mí me partió el alma.

—Pero se acabó, Regina. Tú ahora no te preocupes por nada. Yo me encargo de todo.

Levantó los ojos.

—Es que yo solo quería...

—Sí, sí, ya lo sé. Pues ya está hecho, cielo. Lo difícil es dar el primer paso y tú lo has dado. Ahora déjalo todo en mis manos porque ese cerdo de Jaime las va a pagar todas juntas. No sabe el muy cretino la que se le viene encima. Tú ahora estás en manos de tu abogada, así que relájate.

—Mi... ¿abogada?

—Claro, hija. ¿No creerás que tu caso se lo voy a pasar a Matías?

Me miró con unos ojos de vaca degollada en los que de pronto leí que algo iba torcido.

—¿Qué pasa, Regina?

—Es que... lo que yo necesito es... consejo.

—¿Consejo?

—Sí.

«Dios mío —pensé de pronto—. Eres una idiota, Maica. Claro que necesita consejo la criatura, si no sabe ni dónde está parada con la que se le viene encima».

—Claro, Regina. Claro. Pregunta todo lo que quieras, que yo estoy aquí para eso. Y te lo digo desde ya: en cuanto salgas de aquí, vuelves a casa, coges a los niños y os venís a vivir con nosotras. Lo demás lo hablamos tranquilamente esta noche si quieres.

—Ay, Maica... —murmuró, volviendo a soltar una lagrimita.

—¿Qué pasa?

—Pues que... que yo solo quería preguntarte si crees que me iría bien apuntarme a clase de danza del vientre contigo, porque me ha dicho Rossi que eso libera muchas endorfinas y canaliza la rabia, y..., bueno..., te pone como más... durita, ya sabes, más apetecible.

Sentí que se me trenzaba el intestino y tragué una saliva amarga como una cápsula de estramonio.

—¿Clase de... ventresca?

—Sí.

—Pero... ¿qué pasa con Jaime?

Me dedicó una sonrisa alelada antes de hablar.

—No, si lo de la clase es para mí, no para él —me aclaró muy seria—. A él lo que le gusta es el golf.

La miré sin saber qué decir y, antes de hacer nada de lo que pudiera arrepentirme, descolgué el teléfono y esperé a que contestara Concha desde recepción.

—Concha, ¿puedo pedirte un favor? ¿Podrías llamarme en cuanto colguemos para anunciarme que tenemos una visita urgente y así poder librarme de veinte años de cárcel por haber empujado a mi hermana por la ventana del despacho? Gracias.

Sentada delante de mí, Regina arrugó el morro, recogió su bolso y salió montada sobre sus Gucci como si le hubiera mordido el trasero la mismísima reina de las mambas africanas.

El martes siguiente me la encontré en el vestuario de clase de ventresca.

Casi ni me saludó.

* * *

—Va a ser un día plagado de emociones positivas, tesoro —me ha dicho Rossi por la mañana cuando me ha abrazado para felicitarme—. Ya lo verás.

Cuánta razón.

He intentado pasar el día manteniendo un perfil bajo. Enseguida me ha quedado claro que las mujeres de la casa querían ultimar detalles de la cena sorpresa y que les molestaba mi presencia, así que, a mediodía, he cogido el coche y me he llevado a Duna a pasear por el Garraf y luego he bajado a comer a Sitges. Curiosamente, Regina me ha llamado al poco de llegar. También ella estaba en Sitges, en casa de Mili, una amiga decoradora que el año pasado abrió tienda en el pueblo. «Podríamos comer juntas», ha sugerido. La verdad es que habría preferido pasar el día sola, pero con Regina, un «no» a veces provoca cosas no deseadas que he preferido evitar. Además, las no respuestas de Jean-Claude a mis wasaps me tenían al borde de todo lo malo, así que no me ha parecido ni tan mal pasar un rato con ella.

No hacía mucho calor y en la terraza del restaurante soplaba una brisa fresca que tanto Duna como yo hemos agradecido. Regina ha estado especialmente cotorra y me ha puesto al día de todas esas cosas de su vida que me conozco de memoria y que no tienen solución: que Jaime la tiene de niñera mientras él organiza su propio horario como le da la gana, que si los padres de Jaime la tratan como si fuera idiota, que si siempre igual, que si Jaime blibli y Jaime blaba, que si está pensando en operarse y retocarse «algunas cosillas» porque la edad es lo que es y, claro, los hombres están en esa franja en que empiezan con sus crisis y quieren sangre fresca y joven, tú-ya-me-entiendes-Maica... Todo eso y más en una curva descendente que felizmente ha interrumpido mientras comíamos el postre, cuando se ha levantado para ir al baño, dándome un respiro para poner en orden mi triturado cerebro cumpleañero.

Después de comer hemos dado una vuelta por el pueblo, me ha comprado un collar y un par de pulseras blancas que me van de perlas con el vestido, y hacia las cinco la he dejado en el taller-tienda-*showroom* de Mili. De ahí he vuelto a Barcelona, justo a tiempo para dejar a Duna en casa, coger un taxi y plantarme en la peluquería a las seis y media. Bárbara me esperaba con todo a punto: champús, mascarillas, tintes, manicura, pedicura, maquillaje, un todo incluido, pero sin pulserita amarilla, vamos, y yo, que, como bien dice Rossi, no suelo ser buena paciente, he sido esta vez una niña buena y me he abandonado a las manos de Na Li mientras Bárbara se aplicaba en lo capilar.

Cuando, un par de horas más tarde, me he mirado en el espejo, no he podido evitar hincharme como un pavo. Corte a lo Juliette Binoche color castaño claro, uñas perfectas y transparentes en pies y manos, y un color en piel y ojos que —sí, no puedo mentir— me ha costado reconocer. O sea, que he entrado en la peluquería siendo un poco la copia júnior de Mercedes Milá y la que ha pisado un rato más tarde la rambla de Catalunya ha sido una mezcla de Candela Peña y la versión optimista de Carolina de Mónaco.

A la salida me ha llegado un wasap de Rossi:

> El taxi pasará a buscarte a las nueve y media. Sube y no preguntes. Te estaremos esperando, tesoro.

Y eso ha sido exactamente lo que he hecho. Subir, vestirme, tomar un vaso de agua y medio Trankimazin porque sí, estaba nerviosa y mucho, y entre el vestido, los zapatos, el collar y los nervios, he mirado el iPhone seiscientas veces porque Jean-Claude seguía sin dar señales de vida y yo llevaba toda la tarde intentando hablar con él, aunque su teléfono seguía fuera de cobertura o apagado, y lo que en un principio había sido simple extrañeza, con el paso de las horas se había convertido en preocupación antes de entrar en la peluquería, en ansiedad entre la mascarilla capilar y la manicura y en un desbordamiento de enfado, temor y ganas de coger el primer avión al valle del Lot y plantarme en su casa durante el trayecto de la peluquería a casa.

Entonces ha llamado mamá.

—¿Estás bien, hija?

—Sí, mamá. Perfectamente —he mentido, intentando disimular mi mal humor.

—Hay que ver qué bonito todo, ¿verdad, cariño?

—Sí, mamá, qué bonito todo si no hubiera tanto desalmado francés engañaidiotas suelto por el mundo —he ladrado sin poder contenerme.

—Hija...

—Perdona, mamá.

—¿Sigue sin llamar?

—Sigue sin llamar, sí. ¿Y sabes una cosa? Que mejor que no llame, porque me va a oír. ¡Cómo se puede tener tan poco tino! Si es que al final lo que es, es, y uno se gana la fama que tiene. ¿Cuántas veces hemos oído eso de que los franceses mucho cuchi-cuchi y poco chucuchucu?

—¿Cucu... rucho?

He apretado los dientes para no saltar.

—Que a la que pueden te la pegan, mamá.

Un silencio espeso en la línea.

—Ay, hija, ¿no me dirás que Jean-Claude te ha pegado alguna cosita?

Dios mío.

—No, mamá. Lo que quiero decir es que seguro que no llama ni da señales porque debe de estar por ahí consolando a alguna de esas zorronas francesitas de las granjas que quieren pillar marido médico para no tener que pagar los medicamentos, porque en Francia son carísimos y los franceses, unos agarrados.

—No seas así, Maica —me ha dicho con voz de madre—. Los médicos tienen que consolar a sus pacientes, cariño. ¿O qué te crees? ¿Que es fácil ver sufrir a tus seres queridos? No, hija, no. Un poco de compasión, por el amor de Dios.

—¿Qué estás diciendo, mamá?

—Pues que si Jean-Claude anda por ahí consolando a las granjeras, orgullosa deberías estar de tener un novio tan profesional y sacrificado. Que en el campo se sufre mucho, cariño, y más allí, en Francia, con todas esas plagas de conejos que tienen, ¿o no te acuerdas de cómo saltaban a cientos por esos prados?

He querido decir algo, pero no he sabido qué.

—¡Claro! —ha saltado—. Por eso los del pueblo donde estuvimos tienen esas cabezas.

—¿Qué cabezas, mamá?

—Pues esas cabezas tan... gordotas, así como calabazas. Si ya te lo decía yo. Lo que pasa es que los conejos les contagian la mixomatosis... ¡Eso tiene que ser! Y nuestro Jean-Claude atendiéndoles las veinticuatro horas, bendito sea, hija. La verdad es que deberías besar el suelo que pisa y...

He colgado.

Luego he bajado a la calle, he subido al taxi y veinte minutos más tarde, después de subir y subir hasta la mismísima azotea de la ciudad —esto es, muy cerca del Tibidabo—, el coche se ha parado delante de una impresionante verja de hierro forjado flanqueada por dos inmensas columnas de piedra. Antes de traspasar la verja, en una de las columnas he leído el nombre de la casa en elegantes letras doradas y casi me da un pasmo: AQVARIVM. Al otro lado, una especie de mayordomo-relaciones públicas con una nariz inmensa y pinta de modelo italiano maltratado por las sustancias me ha saludado con una inclinación de cabeza y ha dicho:

—La esperan, señora Marín.

«La tira de las sandalias me está matando —he estado a punto de soltarle—. ¿No podrías mirar por ahí a ver si te queda alguna tirita?». Pero me he callado y he ido tras él, atravesando un jardín inglés que escondía un caserón modernista inmenso, que no sé por qué me ha recordado un poco a la casa de *Retorno a Brideshead* aunque a la catalana, y que hemos rodeado hasta que hemos vuelto a entrar por la parte de atrás, plantificándonos delante de una inmensa puerta de cristal de doble hoja. El hombre se ha parado delante de la puerta, me ha saludado con una inclinación de cabeza y, antes de marcharse, me ha dicho con una sonrisa socarrona:

—La esperan.

Cuando ha desaparecido, me he acercado a la puerta y he pegado la oreja al cristal esmerilado. Nada. Luego he inspirado hondo un par de veces, me he pellizcado las mejillas, he metido barriga y me he santiguado antes de abrir, encomendándome a todos los santos.

—¡¡¡Felicidades!!!

Estaban todos de pie al fondo del inmenso salón con las copas en alto y la sonrisa de felicidad pegada a la cara, y el grito de guerra ha sido tan perfecto que por poco fibrilo. Viéndolos así, tan ordenaditos, tan felices y tan bien puestos como un par de cajas de fichas de dominó, se me ha ocurrido que la cosa no iba conmigo, que me había equivocado de salón y me había metido en un entierro.

Todos —y cuando digo todos, quiero decir todos— iban de negro riguroso: ellos de esmoquin y ellas de cóctel, elegantísimas, cada una a su manera, claro. Y allí, de pie en la puerta con mi vestidito blanco y mis sandalias ídem, con mi collar y mi pulsera étnicas de veinticinco euros el juego, me he sentido como Betty la Blanca, aunque no he tenido tiempo para más, porque enseguida me he visto dando besos a tutiplén y recibiendo felicitaciones del batallón de relucientes invitados mientras una fila de camareros aparecía a mi espalda, cargados con bandejas de todo tipo de delicias que se han vaciado antes de llegar a la segunda base.

Durante las dos horas siguientes he ido pasando de pareja en pareja como una polilla blanca entre zapatos de lujo, saludando, agradeciendo, maldiciendo la tira de las sandalias y la goma del condenado tanga que había tenido que ponerme porque el vestidito de Escada resulta que era un poco transparente y claro, lo de la braga al uso como que no. Y ahí estaban Sarah con Violenta —de riguroso esmoquin, cómo no—, que no paraban de hacer manitas y de reírse de todo como dos adolescentes enamoradas; mamá, vestida con un blusón negro hasta los pies, unas babuchas moras con pedrería y una especie de badajo al cuello que repicaba como una campana de pueblo cada vez que se le movía la papada; Regina, de Cavalli, colgada del brazo de Jaime, que en cuanto ha podido me la ha clavado por la espalda con un «Ah, Maica, nadie diría que cumples sesenta, si ni siquiera tienes manchas en las manos»; Virgin, con un vestido tres tallas más pequeño, escote piscina y acompañante desconocido; Concha y marido; tía Silvia, con un vestido de vedette tipo *burlesque* y escote hasta las baldosas, una especie de moño tsunami que le recogía en la coronilla todo cuanto colgaba a su paso y unos pendientes de esmeraldas que, según repetía a diestro y siniestro, «me los regaló en un congreso la mismísima Joan Collins», del brazo de un armario con una mandíbula de tiburón martillo al que ha presentado como «Xuvan, mi profesor de piragüismo»; y también estaba Rossi, claro, con minivestido de adolescente precoz y transparencias varias y unas sandalias planas de vestal de las que no apartaba el ojo..., sí, Enzo el pepino, que se ha marcado al verme un «*peazo* pibón madurito, ven a caerte del árbol al huerto del Enzo», y que ha aparecido con unos pantalones ajustados de cuero falso y camisa sin mangas con bíceps al aire, gomina y Bikkembergs en los pies.

Y las bandejas que iban y venían, y el cava que ídem, y mamá con el «oh, qué bonitooo» cada vez que salía una bandeja nueva, y la ampolla que me había hecho la sandalia era ya un cráter y el maldito iPhone que estaba más muerto que otro poco, y así las cosas, me he tomado un par de copitas de cava con el estómago vacío mientras iba de aquí a allá y saludaba, besaba, conversaba, agradecía, me reía, sonreía...

Hasta que, en un momento de buscada tregua, he podido sentarme a una mesa de cara a la ventana, quitarme las sandalias y descansar un poco, y aprovechando que nadie me miraba, he llamado a Jean-Claude.

En vano.

Me habría echado a llorar allí mismo de no ser porque el marido de Concha se ha sentado en ese momento a mi lado y ha empezado a darme la turra sobre no sé qué de su móvil y de los teléfonos inteligentes, que, según él, no valían para nada porque había visto en un documental de La 2 que como los móviles de antes, nada de nada, que ahora los chinos lo fabrican todo para que no dure —«Menudos son los chinorris de listos, si no de qué»—, y venga y dale sobre las prestaciones de los Nokia mientras yo me surtía de copas de cava que un camarero reponía a todo meter e intentaba encontrar las sandalias debajo de la mesa sin que se me notara, pero entre el cava, los buñuelos de bacalao y las croquetas de níscalos no había manera, y cuando estaba a punto de abrirle la boca y meterle dentro el iPhone, zas, he localizado las sandalias y me las he puesto como he podido antes de levantarme y huir a la carrera en busca de mamá.

—Mamá —le he dicho al borde de un llanto pastoso en cuanto he dado con ella—. Soy una mujer abandonada en el día de su cincuenta cumpleaños y creo que quiero morirme, aunque estoy tan mareada que no sé si sabría cómo.

Ella me ha mirado con cara de ya-está-otra-vez-Maica-con-sus-cosas-hay-que-ver, me ha cogido del brazo con suavidad y me ha sonreído.

—Vamos, cariño. Salgamos a que te dé un poco el aire. Te hará bien. A ver si has abusado un poco de las copitas y de las croquetas...

Cuando cruzábamos el salón en dirección al jardín, algo en la sala me ha olido raro y me he parado a mirar.

—Mamá.

—¿Mmm...?

—¿Dónde están todas?

—¿Todas?

—Las mujeres. No están.

No. No quedaba ni una sola a la vista. Mamá me ha mirado como si estuviera chiflada, o peor aún, perjudicada por el alcohol.

—Ay, hija, qué cosas tienes. Estarán en el baño.

—¿En el baño? ¿Todas?

—Pues sí, cariño. Ya sabes cómo somos. Una tiene pis, todas tenemos pis. Como con la regla. ¿No te pasa que cuando tienes una amiga que...?

—Vale, mamá. Te creo.

Y hemos seguido hasta la terraza.

* * *

—No ha llamado, mamá, y ya, a la hora que es, no lo hará.

Mamá se ha apoyado en la balaustrada y se ha acariciado el badajo con cara pensativa.

—Debe de estar muy ocupado, hija. Con tanta granja y tanto conejo...

Se me ha erizado el vello de los brazos.

—¿Tanto... conejo?

—Sí, hija. Las plagas en el campo son terribles. Acuérdate de lo de las vacas locas, ¿sabías que todo empezó en Francia? Seguro que si tu Jean-Claude hubiera metido mano en el asunto, todo habría quedado en un susto de nada.

He tragado saliva. La balaustrada, a pocos metros de mí, zigzagueaba ante mis ojos como una serpiente inmensa.

—Ya no es... mi delf... mi Jean-Claude, mamá.

—Ay, Maica, cómo eres. Por una llamadita de nada...

He querido enfurecerme, pero estaba tan triste y torpona que no me ha salido.

—No es una llamadita de nada, mamá.

(Silencio).

—Yo creía que esta vez sería distinto.

Me ha mirado como si de repente estuviera muy, muy cansada, y me ha dicho:

—Siempre es distinto, hija.

—No, mamá. Distinto, no. Siempre es peor.

Ha sonreído y ha negado con la cabeza, así, como lo hacen las madres con sus hijas cuando las madres son madres normales y las hijas, hijas normales, antes de decir:

—¿Sabes una cosa?

Ni siquiera le he contestado.

—Estás muy guapa así, de blanco —ha dicho—. Pareces una princesita.

—No lo empeores, mamá.

—Es verdad —ha insistido casi como si le diera vergüenza—. Estás preciosa y... ya sé que no te servirá de mucho porque tu madre es una pesada, pero... bueno..., que te quiero mucho, hija —ha rematado, bajando la voz.

He levantado la mirada.

—Mamá, ¿te pasa algo?

—Hasta el inframundo, hija.

No he podido evitar la carcajada.

—Se dice hasta el infinito, mamá.

Me ha acariciado la cara y ha vuelto a sonreír.

—También, hija, también.

Cuando yo ya sentía que no podía contener las lágrimas y que el champán y la mamitis galopante empezaban a poder conmigo, ha vuelto a su ser natural y, ofreciéndome la mano, me ha dicho:

—Y ahora, ven conmigo. Quiero darte tu regalo.

Aunque mi primera reacción ha sido buscar una excusa para evitar el consabido momento «regalo desacertado de mamá que tendré que cambiar el lunes, eso si se ha acordado de guardar el tique de la compra, cosa que no suele suceder», me he dejado llevar por ella sin rechistar y, temiéndome lo peor, hemos entrado en la casa por otra puerta, siguiendo después por un largo pasillo hasta un vestíbulo en el que había dos grandes portalones. Mamá me ha llevado hasta uno y lo ha abierto un poco, empujándome luego con suavidad. Cuando me he asomado dentro, he visto un espacio inmenso y oscuro, escasamente iluminado por la luz que entraba desde el vestíbulo.

—Pasa, hija, pasa —me ha dicho ella desde atrás, empujándome un poco más.

—¿Y tú, mamá?

—Tienes que entrar tú solita, cariño.

—Es que está oscuro.

—Ya lo sé, hija.

—Bueno...

He entrado, y cuando mis ojos se han adaptado a la oscuridad, he visto que el espacio era un pequeño teatro en bajada que culminaba en un escenario oculto por un gran telón de terciopelo rojo. A medida que he ido bajando despacio y con paso no demasiado seguro por el pasillo central, apoyándome de vez en cuando en el respaldo de algún asiento, el telón se ha iluminado muy levemente por detrás y he podido ver lo suficiente para llegar abajo. Entonces, justo cuando he pisado el último escalón, ha sonado una especie de tambor y de pronto el telón ha empezado a subir mientras llegaba la música, una melodía étnica que me ha resultado familiar, pero que no he reconocido hasta que el telón ha llegado a media altura y alguien ha gritado en algún rincón del escenario:

—¡Moved *ezas* malditas caderuchas como si tuvierais una maldita batidora en el cucu, fierotas!

El telón ha subido hasta el techo y sobre la madera del escenario, con Virgin a la cabeza, estaban todas: Rossi, Regina, Violenta y... ¡Sarah y Concha!, vestidas con sus faldas de colores y sus canesús llenos de monedas, el ombligo al aire y las pulseras de cascabeles en los tobillos, moviéndose al ritmo de Shakira mientras detrás de ellas, en una gran pantalla gigante, han empezado a aparecer imágenes de mis chicas y de mí en un resumen a color de mis cincuenta años de corta vida: allí estaba mi Chini cuando la trajimos, con su carita de dragón y sus manitas diminutas; Regina y yo cuando éramos un par de mocosas en las monjas, con cara de asco en una fiesta del colegio; mamá conmigo en brazos; Rossi y yo en Menorca, tan tostadas y tan guapas; Sarah con Chin y mamá en Cadaqués, bañándose en las rocas; Concha y yo en el despacho, sonriendo a cámara con cara de agotadas y un par de cafés en primer plano; tía Silvia sacando pecho y enseñando buen plano, manipulada por el Photoshop..., y en el escenario Rossi parecía despejar pelotas de tenis con sus caderas de adolescente raquítica mientras Concha sudaba como una becerra, intentando moverse sin caerse, y Sarah se reía como una niña enamorada, feliz viéndome la cara desde lo alto porque abajo, en primera fila, yo las miraba con el corazón en un puño, riéndome y soltando lágrimas a la vez, tan absolutamente perpleja y tan... tan mareada que no era capaz de pensar ni de moverme, así que me he quedado donde estaba mientras las imágenes iban superponiéndose al ritmo de Shakira, hasta que en la pantalla ha aparecido la cara de Duna primero, seguida por la de... Jean-Claude y yo en una foto que nos sacamos en el río con mi iPhone y en la que se nos veía riendo, felices y mojados como si la vida fuera maravillosa y no importara nada más que nosotros, y se me ha encogido tanto el pecho que he tenido que agarrarme al borde del escenario para no romper a llorar como una mema allí mismo mientras la música no paraba y Virgin soltaba un nuevo:

—¡Vamos, quiero esos huevitos bien aliñados, jabatas! ¡Como Shakiras, como Shakiras!

Ha sido en ese preciso instante cuando he sentido el peso de un brazo sobre mis hombros y una voz grave me ha dicho al oído:

—Pide un deseo y deja que te ayude a apagar las velas.

He abierto los ojos como si me hubieran pinchado con un bolígrafo electrificado, todavía agarrada al borde del escenario y, cuando he visto lo que he visto, he tenido un sofoco tamaño tallas especiales que me ha empapado hasta la raíz del pelo, pegándome el Escada a la espalda y a los muslos y triplicando el nubarrón de cava en el que navegaba a toda vela.

Dios mío.

A mi lado, Jean-Claude, con su esmoquin de médico francés y una tarta en la mano con un montón de velas encendidas clavadas en todo lo alto, me sonreía como sonríe él, con esos dientes perfectos, las gafas de pasta, la mandíbula cuadrada y ese pelo negro y desordenado que a mí me pudieron desde nuestra primera noche de pato con nueces, y yo... yo he sentido una flojera en las piernas y un sudor tan helado que lo único que se me ha ocurrido pensar en ese momento ha sido: «Voy a ser una de esas cincuentonas que mueren víctimas de un golpe de calor y que salen en el telediario de La 1 cuando la progre del pelo mal teñido no tiene más noticias que dar», antes de poder balbucear:

—Si me combustiono y muero, prométeme que no dejarás que tía Silvia me robe ningún órgano.

Jean-Claude se ha echado a reír, atrayéndome hacia él con la tarta en equilibrio sobre la mano, y cuando se ha inclinado para besarme y yo he cerrado los ojos, como pasa en los finales de las películas americanas esas con las que mamá se queda afónica de tanto soltar «qué bonitooooo» desde los títulos de crédito, se ha ido la luz en el teatro y la música ha cesado de repente, de modo que lo único que durante unos instantes nos ha iluminado han sido las velas de la tarta. He abierto los ojos. A un centímetro de mí, una docena de Jean-Claudes con sus respectivas tartas giraban en círculo en el aire del teatro y he notado un espantoso sabor a cava, níscalos y buñuelos en la boca mientras en el escenario se oía correr a gente entre risas y pequeños susurros hasta que de pronto han sonado los acordes de una guitarra y una luz cenital ha dibujado un círculo sobre la tarima, bañando un cuerpo que me ha costado reconocer.

—Santo cielo —creo que he dicho cuando la figura ha abierto los brazos y de una especie de nube de tul blanco ha salido un ser recién llegado del planeta Horrendus, metido en un vestido palabra de honor de leopardo falso ajustado en las caderas y sujeto al gaznate con un collar de piedrotas rojas como canicas a lo Pebbles Picapiedra, medias de rejilla, zapatos de tacón negro y peluca rubia de melena aplastada.

Fumando.

En boquilla.

Y no, no era la novia fantasma. Era...

—Tía Silvia.

Instantes después, los acordes de la guitarra se han hecho reconocibles y la falsa tía Marlene ha erguido la espalda mientras tras ella mis niñas del club de la ventresca hacían «uuuu uuuu, aaaa aaaa» a coro, moviendo las caderas despacio en un arranque de dulce (¿?) sensualidad (¿?) hawaiana a derecha y a izquierda. Bajo el foco, Marlene ha sonreído, estirando bótox y cicatrices, le ha guiñado un ojo a Jean-Claude en un gesto de sensualidad lasciva, ha soltado una bocanada de humo espeso y ha empezado a acercarse lentamente al borde del escenario contoneando huesos y pellejos mientras canturreaba con una voz impostada y ronca:

—*Béshhame, béshhhame muuusho, como si fuera eshhta noshe la última vesh...*

«Esto no puede estar pasándome a mí», me he oído pensar, mientras a mi lado la cara de Jean-Claude se ha multiplicado por mil y he oído una especie de rugido que me subía desde el estómago como un tsunami de cava, croquetas y bacalao acompañado de una nueva ola de frío polar. He cerrado la boca y los ojos, intentando contener la tragedia, al tiempo que en mi nube de turbulencias etílicas me repetía: «Traga, Maica, traga. No estropees este momento, cielo. Pasará, ya lo verás. Tragaaa».

Y justo entonces, cuando parecía que mi estómago ponía de su parte y las aguas revueltas volvían a darme un respiro, un rasguño de tela rota ha partido la música y la voz ronca de tía Silvia por la mitad, seguido de un grito y un golpe seco y hueco como el de un baúl vacío cayendo desde un primer piso.

He abierto los ojos.

Delante de mí, a mis pies, una especie de capullo de seda blanco y gigantesco del que asomaba una mano flacucha con dedos de pollo y un zapato de Minnie Mouse rodaba a un lado y a otro entre gemidos y ahhhs, uhhhs y aghhss y alguien con la voz en miniatura de tía Silvia ha gimoteado:

—Un mdico... en la ssssala, prfvr, bsbsbsbss, un med... agh...

Lo demás ha ocurrido muy deprisa.

Jean-Claude me ha endosado rápidamente la tarta con las velas encendidas, apartándome a un lado con la mano y agachándose sobre el futuro cadáver envuelto en tules a atenderlo, mientras en el escenario mis chicas corrían hacia nosotros y mamá decía a mi espalda algo que sonaba a: «Ay, si es que parece una película de Ginger Rogers y, y... hummm, ¿cómo se llamaba el enanito que saltaba con el paraguas? Sí, hombre, el de la cabecita grande que bailaba claqué...». Entre todo el revuelo, los gemidos de tía Silvia y los grititos del club de la ventresca, he optado por buscar refugio en una de las sillas de la primera fila, colocándome la tarta sobre las rodillas como la cumpleañera invisible que era, y al tiempo que todos iban de acá para allá y yo pensaba en un deseo antes de apagar las velas que milagrosamente seguían encendidas, desde algún rincón de mi bolso me ha llegado el inconfundible tintineo oriental del iPhone que conozco tan bien y que solo podía anunciar una cosa:

Mensaje de Chin.

¿A estas horas?

Con el corazón en un puño he conseguido sacar el iPhone del bolso, he desbloqueado la pantalla en el tercer intento y por fin he leído el mensaje, escrito con mayúsculas de color rosa, de mi porcelana trasnochadora:

> Mami, ¿verdad que ahora los tatuajes se borran si no te gusta cómo quedan?

He tragado saliva, y mientras veía a Jean-Claude intentando deshacer el capullo de seda en el que estaba envuelta la momia de tía Silvia, ayudado por Rossi y por Concha disfrazadas de Shakiras, casi he sonreído, demasiado mareada y cansada para poder fibrilar. «Ahora no, Chin. Por favor», he pensado antes de contestar.

> Claro, cielo. Hoy en día, antes o después, todo lo que no nos gusta se borra.

Cuando iba a darle a enviar, he mirado a tía Silvia en su capullo de tul y he añadido al mensaje:

> Bueno... casi todo, hija.

Un segundo más tarde, nueva música oriental. Chin comunicándose desde el mundo exterior.

El mensaje era una foto de un ombligo con un *piercing* envuelto por una pequeña luna tatuada en rojo y verde. Debajo he leído: «No me ha dolido nada, mami. ¿A que es mona? La mía es creciente. La de Joan es menguante».

«Respira, Maica», me he dicho volviendo a meter el móvil en el bolso y haciendo el ejercicio de visualizar a Rossi a mi lado, acariciándome la cara con su manita de consejera manga mientras una nueva oleada de bacalao, níscalos y cava se ha traducido en un eructo de dimensiones estratosféricas que nadie ha oído porque me he convertido de pronto en una auténtica cincuentona pata negra, esto es: mujer invisible con gran vida interior necesitada de un buen abanico para no sucumbir ante la adversidad y hundir la cabeza en su propia tarta de cumpleaños hasta dejar de respirar.

Y así ha sido como, en uno de mis arrebatos de «he sido una niña mala», he hecho algo que llevaba años deseando hacer: aprovechando que nadie me veía, he hundido dos dedos en la tarta y me he llevado un buen trozo de chocolate a la boca, bizcocho incluido.

Pero el pasado no perdona. Y la desmemoria de mamá tampoco.

No era chocolate.

Era café.

Entonces me he echado a llorar.

Barcelona, domingo 28 de agosto

Querido diario:

Son las cuatro y media de la mañana y en esta pequeña terraza la brisa caliente y húmeda sube desde la ciudad, impregnándolo todo. Es lo que tienen los hoteles modernos, que, si te toca una habitación con vistas, pasa como con los hombres: de noche siempre parecen fascinantes. Luego, en la mayoría de los casos, cuando llega el día, la cosa pinta distinta, claro. Cosas de la luz.

En fin, no voy a ponerme ceniza a estas horas.

A eso de las tres, por fin hemos salido de la clínica, dejando a tía Silvia escayolada de brazos, pierna y clavícula y colgada de una polea como el cubo de un pozo, atiborrada a calmantes. Mamá había decidido que se quedaba a pasar la noche con ella y los demás ya se habían ido retirando por turnos hasta que solo quedábamos Rossi, Sarah y Violenta, Concha, Virgin, y Jean-Claude y yo. En cuanto he visto salir a mamá del baño con el neceser que regala la clínica bajo el brazo, enfundada en su albornoz de «No somos lesbianas, somos fluidas» y las zapatillas rosas, dispuesta a instalarse en la cama de los acompañantes, he entendido que era hora de marcharnos.

Luego, en el pasillo, mientras esperábamos el ascensor, la hemos oído gritar:

—¡Mira, mira, Silvita, pero si hasta tenemos Disney Channel! —Y tras unos segundos de silencio—. Ays, qué bien lo vamos a pasar aquí las dos, ¿verdad?

No hemos hecho ningún comentario porque no quedaban ganas ni humor. Ya en la calle, hemos echado a andar por la Diagonal hacia el centro, sin prisa y en silencio. Estábamos todos demasiado cansados y sin fuerzas para nada, aunque tampoco nos apetecía despedirnos, como esas veces que compartimos algo demasiado intenso con alguien y nos cuesta poner el final a una compañía que, a pesar de las circunstancias, hace bien. En mi caso, y a pesar del agotamiento, mi cabeza era un hervidero de cosas y sensaciones. Por un lado, estaba triste y frustrada con mi suerte y con mi entrada en los cincuenta. Tenía la sensación de que, con un inicio así, lo que ha de llegarme a partir de ahora no puede ser mejor. Además, también me sentía defraudada con Jean-Claude. Defraudada y enfadada, para qué mentir. Desde que tía Silvia se había estampado en el suelo del teatro disfrazada de Marlene, mi Jean-Claude se había transformado como por ensalmo en el doctor Martín Vidal, alias macho-alfa-yo-me-encargo-de-todo, y el objeto original de su visita, es decir, yo y mis cincuenta años recién estrenados, se había esfumado por completo, dejándome totalmente relegada a mi rincón de secundaria en un reparto de pocas estrellas.

Reconcomida y cada vez más ofuscada, así caminaba yo junto a las demás por el lateral ajardinado de la Diagonal hacia el hotel, con Jean-Claude a mi izquierda y Rossi a mi derecha, maldiciendo mi suerte y sumergiéndome con cada paso que daba en una espiral catastrófica de voces, conversaciones y mantras que iban ganando en intensidad y que decían cosas que sonaban así: «Pues menudo chasco. Aunque, la verdad, no sé de qué te extrañas. Si es que ya se veía venir. Quién te manda, pedazo de idiota. ¿No habíamos quedado en que ni un hombre más? Mañana tengo que llamar a Lucila para que me dé hora porque yo no voy bien. Nada bien. Mucho diván, mucho bla, bla, bla, y mucho bli, bli, bli, pero a la hora de la verdad, tres días en el campo rodeada de conejos y me dejo engatusar por el primer sin sustancia con gafas de pasta y manos sin callos que me cocina un pato y me hace un par de carantoñas. Qué triste. Pero, bueno, mejor que sea ahora, la verdad. ¿Ves? Ahí sí has avanzado, Maica. Ahora los pillas mucho más rápido. Eso también tengo que decírselo a Lucila. Que no todo va a ser negativo, digo yo. Si es que en el fondo esto me va a ir de perlas. A ver si se me graba de una vez que no, que los hombres ya no, que existe la vida sin míster prepucio y que en el noventa por ciento de los casos es una vida mejor. Ya lo creo que sí. A mí me lo van a contar. Ja, ja y ja».

Mientras esperábamos a que el semáforo situado justo delante del hotel donde Jean-Claude y yo íbamos a pasar la noche —detalle/regalo del doctor Yo-puedo-con-todo, Rossi me ha rodeado la cintura con el brazo y me ha plantado un beso en la mejilla. Solo ha sido eso: un abrazo y un beso. A mi izquierda, Jean-Claude miraba distraídamente la acera de enfrente como miran los hombres cuando no miran nada. Lo he estudiado durante un par de segundos, todavía con el calor del gesto de Rossi en el cuerpo, pero él ha seguido a lo suyo. «Pues que sepas que puedes quedarte ahí para los restos, guapetón, porque yo ya tengo a mis mujeres —he estado a punto de soltarle en un arrebato de rabia que he conseguido controlar mientras seguíamos esperando a que cambiara la luz del semáforo—. A mi Concha, a mamá, a mi Sarah, a Rossi... y ellas a mí, y eso no me lo vas a quitar ni tú ni tu indiferencia de medicucho de pueblo, ni tía Silvia deshuesada, ni las cartucheras, ni los sofocos ni nada de lo que haya de llegar. Vamos, hombre. Que ya está bien». De repente, rodeada del brazo de Rossi, me he sentido llena de una energía tan..., no sabría cómo describirla... tan cómplice y completa a la vez, tan bien querida por mis chicas y tan en mi sitio que me habría puesto a cantar de contenta como una loca en mitad de la Diagonal, y si hubiera tenido uno de los espráis con los que el chiflado de papá llena las aceras de improperios, habría escrito con letras enormes en mitad de la avenida algo así como:

Y CON ESTAS AMIGAS, ¿PARA QUÉ NECESITO YO A UN HOMBRE?

Así, llena de esa energía y con unas ganas apremiantes de quedarme a solas con Jean-Claude para cantarle unas cuantas verdades de mujer española que lo iban a poner en su sitio pero bien y que sin duda le convenía escuchar, me he despedido de mis niñas en la puerta del hotel y, después de pasar por recepción, Jean-Claude y yo nos hemos metido en el ascensor.

Ha pulsado el botón del noveno.

En el primero no he podido esperar más.

—¿Sabes una cosa? —he empezado, sacando colmillo y apoyando la espalda contra el espejo.

Él ha levantado los ojos del suelo, me ha mirado y por primera vez desde lo ocurrido en el teatro, ha sonreído. Luego ha asentido.

—Sí —ha dicho. Y antes de que yo pudiera decirle nada más, me ha puesto la mano en la cintura y, con una sonrisa de médico cansado, ha añadido—: Qué ganas tenía de quedarme a solas contigo.

—¿A... solas?

Ha asentido otra vez y su mano se ha deslizado por mi espalda hasta rodearme por completo. Luego ha tirado de mí hacia él.

—No, Jean-Claude, espera. Lo que quiero decirte es que...

Me ha acercado los labios a la oreja y me ha susurrado:

—Yo también, cariño. Yo también.

«Dios mío —he pensado—. ¿Cómo que yo también? ¿Pero esto qué es? A ver si se va a creer este listo que me va a engatusar así, a la primera, con un cuchi-cuchi y un muchi-muchi. Lucha, Maica, lucha. Que se entere el medicucho de con quién se juega los...».

Me ha besado el cuello y yo he intentado apartarme, empujándole, pero él me ha vuelto a acercar la boca a la oreja y me ha dicho con la misma voz susurrada y grave que tenía el Robert Redford original en *El hombre que susurraba a los caballos* y que llevó a la Scott Thomas a convertirse en esposa cuernífera y en una niña mala, pero mala:

—*Delfinotherapie*, cariño.

Lo ha dicho así, en francés. Y despacito. «*Del-fi-no-the-ra-pie*». Y entonces he tenido un supersofoco que me ha nacido en... en..., ay, no sé exactamente dónde... y ha sido en ese momento cuando he descubierto a la Maica traidora y vendida que hay en mí y que se ha olvidado de un plumazo del amor de sus amigas del alma y de su lucha armada contra el macho alfa, y he pensado: «Dios mío, si sor Eulalia me hubiera dicho en segundo de BUP que la química era esto, no me habría tenido que pasar todo el maldito verano con clases de recuperación».

Y bueno...

El ascensor ha llegado al noveno y nosotros a nuestro cielo particular un par de veces en la 909 antes de que mi delfín francés se quedara dormido abrazado a mí mientras yo le contaba no sé qué de mamá y de Chin.

Es que, claro, la delfinoterapia es lo que tiene: satisface y agota, y eso, por mucho que cueste reconocerlo, es un plus que engancha, y mucho, aunque más al delfín que al acuario, digo yo. Lo que quiero decir es que de momento creo que voy a darle un respiro a lo del ayuno intermitente, porque a estas alturas, y con lo que quizá me traiga el futuro, me inclino más por un buen desayuno. Bien que lo dice la gran cabeza pensante de Rossi: buenos alimentos, actitud positiva y ejercicio sano. Pues eso, que me voy a hartar de comer carne de delfín hasta que me salgan aletas en los pies, lo sabe Dios y la Ciudad de la Justicia entera. Y si hay sofocos —que los habrá—, que lleguen y que me pillen haciendo ejercicio y en remojo, a ver quién puede más.

Y ahora, querido diario, debo dejarte y volver a la cama. Entraré ahí dentro, apagaré el iPhone —o casi mejor lo pongo en vibrador, porque con mamá por ahí suelta, cualquiera sabe—, me abrazaré a Jean-Claude, cerraré los ojos y, bueno..., rezaré a nuestra Señora de la Química y del Sagrado Miembro para que mi delfín sea de buen nadar y no me enturbie demasiado el acuario.

Y confiaré, claro.

Quién sabe: quizá esta vez se haga el milagro y sí sea distinto y no peor.

Y si es peor...

Si es peor, siempre puedo pasarme los años que me quedan haciendo *jogging* con Duna por los parques y jardines de la ciudad, enseñando ella y yo los dientes a los futuros excandidatos a engatusarme que nos encontremos escondidos entre los arbustos, o tumbándome con mamá las tardes de los sábados en el sofá con una taza de chocolate caliente a ver cincuenta capítulos seguidos de Bob Esponja y decirle que sí, que qué bonito es todo.

Total... A lo mejor hasta tiene razón.

Os dejo. Mañana más.

Buenas noches, chicas.

Agradecimientos

Quisiera dar las gracias a mis chicas del club (vosotras sabéis quiénes sois); a Henry, porque son muchos años juntos, en lo bueno y en lo mejor; a mamá y a tía Rachel, por su sentido del humor y por saber estar siempre cuando os he necesitado; a Miryam, mi editora de Espasa, por haberte entusiasmado como lo has hecho desde un principio y por tu afinado sentido del humor; a Veronique, querida amiga, que has seguido capítulo a capítulo y párrafo a párrafo las aventuras y desventuras de Maica y de sus chicas; y, sobre todo, a mis pequeñas Emily y Anne, por hacer de mí una madre encantada de haberos conocido. Sois mi alegría y una fuente inagotable de felicidad para mí y para los que sin duda se cruzarán en vuestro camino.

Índice

TERCERA PARTE

CUANDO EL AMOR LLEGA ASÍ, DE ESTA MANERA

CUARTA PARTE

AMIGAS PARA SIEMPRE

(You will always be my friend)